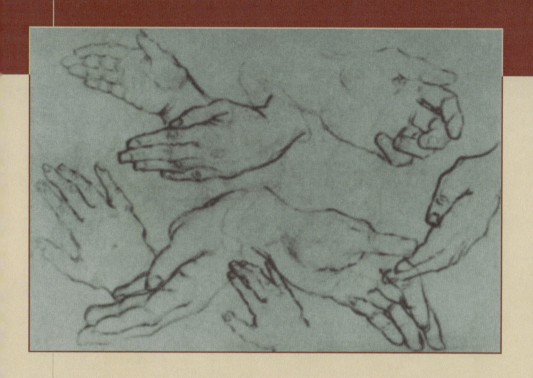

Atividades Ilustradas em
SINAIS DA LIBRAS

Atividades Ilustradas em SINAIS DA LIBRAS

Elizabeth Crepaldi de Almeida
Especialista em Audiologia pelo Conselho Federal de Fonoaudiologia
Mestra em Distúrbios da Comunicação pela PUC-SP
Doutora em Psicologia Educacional pela UNICAMP
Professora Titular da PUC-CAMPINAS

Patrícia Moreira Duarte
Pedagoga Graduada pelas Faculdades Metropolitanas Unidas de São Paulo
Pós-Graduada em Psicopedagogia pela
Universidade do Vale do Paraíba de São José dos Campos
Fundadora da ACOS – Associação da Comunidade dos Surdos
Professora Titular da Sala de Recursos para Portadores de
Deficiência Auditiva da Rede Estadual de Ensino em São José dos Campos

Maíra Quintal Nicolau
Fonoaudióloga Formada pela PUC-CAMPINAS

Marina Bergantin
Fonoaudióloga Graduada pela PUC-CAMPINAS
Mestranda em Fonoaudiologia pela PUC-SP

Lídia Lange
Fonoaudióloga Formada pela PUC-CAMPINAS

Segunda Edição

Atividades Ilustradas em Sinais da LIBRAS, Segunda Edição
Copyright © 2013 by Livraria e Editora Revinter Ltda.

ISBN 978-85-372-0554-9

Todos os direitos reservados.
É expressamente proibida a reprodução
deste livro, no seu todo ou em parte,
por quaisquer meios, sem o consentimento,
por escrito, da Editora.

Contato com as autoras:
ELIZABETH CREPALDI DE ALMEIDA
nelson_almeida@uol.com.br

PATRÍCIA MOREIRA DUARTE
pmduarte@ig.com.br

Ilustração da capa: VAN GOGH
*"Van Gogh buscava nos estudos a extrema diversidade
das mãos e de sua comunicação."*
Site Viramundo Livre

CIP-BRASIL. CATALOGAÇÃO-NA-PUBLICAÇÃO
SINDICATO NACIONAL DOS EDITORES DE LIVROS, RJ

A444a
2. ed.

Almeida, Elizabeth Crepaldi de, 1962-
    Atividades ilustradas em sinais da Libras/Elizabeth Crepaldi de Almeida,
Patrícia Moreira Duarte. - 2. ed. - Rio de Janeiro: Revinter, 2013
     il.

ISBN 978-85-372-0554-9

1. Surdos- Meios de comunicação. 2. Língua de sinais. I. Duarte, Patrícia Moreira.
II. Título.

13-01987
                    CDD: 419
                    CDU: 81'221.24

A responsabilidade civil e criminal, perante terceiros e perante a Editora Revinter,
sobre o conteúdo total desta obra, incluindo as ilustrações e autorizações/créditos
correspondentes, do(s) autor(es) da mesma.

Livraria e Editora REVINTER Ltda.
Rua do Matoso, 170 – Tijuca
20270-130 – Rio de Janeiro, RJ
Tel.: (21) 2563-9700
Fax: (21) 2563-9701
E-mail: livraria@revinter.com.br
www.revinter.com.br

AGRADECIMENTOS

Agradecemos ao Jéferson Eduardo Roque por ter cedido alguns dos desenhos que compõem este livro. Nosso muito obrigada.

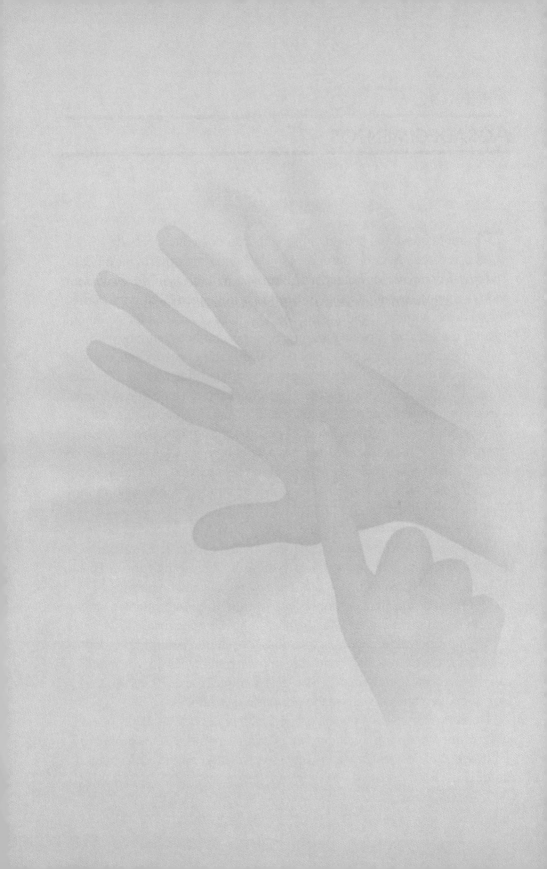

Prefácio

Durante quase um século, a preocupação dos educadores de surdos esteve centrada no aprendizado da língua majoritária na modalidade oral por parte dos alunos. Dominava, na educação de surdos em todo o mundo, o oralismo, que defende a linguagem oral como única forma de comunicação para os surdos. Os sinais eram proibidos, embora fossem a forma privilegiada nas conversas escondidas entre os surdos.

A língua majoritária era ensinada, estruturada e, neste contexto, não se falava em aquisição, mas em aprendizado da língua. Os professores eram ouvintes, e a ideia que norteava a educação era a de que os alunos surdos tinham de falar para se integrar ao "mundo dos ouvintes".

Nos últimos 20 anos, devido às pesquisas linguísticas e aos movimentos de reivindicação dos surdos pelo direito de usar as línguas de sinais, observa-se uma preocupação crescente dos educadores em aprender a Língua de Sinais e em propiciar condições para que os alunos também o façam.

Nesta época, portanto, em que a Língua de Sinais vem sendo reconhecida por uma comunidade cada vez maior, o livro de Elizabeth e de Patrícia traz contribuições valiosas para a divulgação da Língua Brasileira de Sinais e, mais do que isto, para o aprendizado da mesma.

Por meio de atividades simples e divertidas, o livro propicia o aprendizado do alfabeto digital e dos sinais de forma prazerosa.

Organizado por unidades semânticas, possibilita a ampliação do vocabulário. Os exercícios propostos, após a introdução do vocabulário, auxiliam a fixação dos sinais. Cabe destacar que os exercícios são variados e revelam muita criatividade por parte das autoras.

Dentre os objetivos a que se propõe, esta obra pode ajudar as pessoas que se interessam em aprender sinais e em ampliar o seu vocabulário. Outros exercícios podem ser planejados, visando ao uso dos sinais no contexto.

Cabe ressaltar, no entanto, alguns pontos que não poderiam deixar de ser tratados em um livro como o que ora se apresenta.

Na apresentação, as autoras deixam claro que adotam uma concepção discursiva da linguagem, o que significa que os sinais, assim como os vocábulos das línguas majoritárias, devem estar inseridos em textos, o que não invalida a importância dos exercícios de ampliação e de fixação do vocabulário. Estes exercícios, no entanto, devem ser contextualizados, uma vez que, em uma concepção discursiva, o sentido de um vocábulo é determinado pelo contexto linguístico em que ele ocorre. Este fato não invalida o trabalho, desde que se tenha clareza das contribuições que ele pode dar. Observação semelhante pode ser feita quanto aos exercícios que relacionam os sinais com palavras escritas em português. Todas as pesquisas sobre as Línguas de Sinais ressaltam que, por serem visuais-espaciais, os sinais não podem ser traduzidos para uma língua oral/aural sob pena de descaracterizar a língua. Neste sentido, há que se ter clareza de que os exercícios que relacionam vocábulos e sinais se constituem em um recurso que deve ser utilizado com muito cuidado e nunca com o objetivo de aprendizado, mas como uma forma divertida de vivenciar a Língua Brasileira de Sinais.

Maria Cristina da Cunha Pereira
DERDIC-PUC/SP

APRESENTAÇÃO

O desafio atual na educação do surdo tem sido buscar material visual que contribua para o aprendizado da língua escrita do mesmo. Assim, montamos este caderno de atividades com a ajuda de um instrutor surdo da FENEIS, que desenhou os sinais contidos neste livro. Este caderno é composto de quatro unidades, cada uma constituída de duas partes.

A primeira parte consta de uma apresentação visual em LIBRAS para cada vocabulário selecionado nas atividades. A segunda parte envolve atividades diversas que estão relacionadas com os sinais da LIBRAS, português escrito e desenho. Sabemos que o sistema de tradução não se dá palavra por palavra em língua nenhuma, mas, sem dúvida, é importante no início do aprendizado escrito.

Somos contra a mera palavração para o aprendizado da língua escrita, mas achamos que o indivíduo surdo deva ter material de conteúdo escrito, com atividades ilustradas e sinalizadas, que o coloque em contato com a escrita pelos enunciados representados nas atividades e pelas próprias atividades em si. Ressaltamos, novamente, a importância da contextualização dos temas relacionados nas quatro unidades de atividades.

Sugerimos vários temas, de acordo com a nossa experiência de trabalho, que podem ser explorados e trabalhados em situações de vivência, cartazes, painéis, e que serão complementados pelas atividades sugeridas nas quatro unidades deste caderno.

Temos utilizado este material e percebido que o interesse das crianças surdas pela escrita aumentou, sendo evidenciado nas relações sociais, enquanto instrumento de comunicação, registro de ideias e informações.

Ficaremos imensamente gratas aos colegas que dispensarem críticas sinceras e construtivas após a utilização deste caderno de atividades.

As Autoras

Sumário

UNIDADE I
Elizabeth Crepaldi de Almeida ◆ Patrícia Moreira Duarte

Alfabeto, 3

Números, 13

Dias da Semana, 19

Meses do Ano, 24

Cores, 31

Corpo Humano, 38

Pessoas e Família, 52

Roupas, 62

Objetos de Uso Pessoal, 69

UNIDADE II
Elizabeth Crepaldi de Almeida ◆ Patrícia Moreira Duarte
Maíra Quintal Nicolau

Objetos Escolares, 81

Casa, 87

Móveis, 93

Objetos de Casa, 97

Máquinas, 108

Animais, 112

Aves, 122

Insetos, 127

UNIDADE III

Elizabeth Crepaldi de Almeida ♦ Patrícia Moreira Duarte
Marina Bergantin

Alimentos, 135

Doces, 155

Frutas, 162

Bebidas, 168

Natureza, 173

Matérias, 185

UNIDADE IV

Elizabeth Crepaldi de Almeida ♦ Patrícia Moreira Duarte
Lídia Lange

Esportes, 193

Profissões, 199

Comércio, 205

Brinquedos, 211

Jogos, 216

Instrumentos Musicais, 221

Transportes, 227

Ferramentas, 232

Armas, 238

UNIDADE I

ALFABETO	3
NÚMEROS	13
DIAS DA SEMANA	19
MESES DO ANO	24
CORES	31
CORPO HUMANO	38
PESSOAS E FAMÍLIA	52
ROUPAS	62
OBJETOS DE USO PESSOAL	69

ELIZABETH CREPALDI DE ALMEIDA
PATRÍCIA MOREIRA DUARTE

ALFABETO

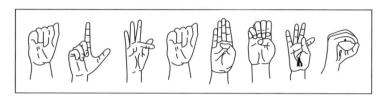

Pratique o alfabeto manual e, em seguida, soletre você mesmo os nomes das figuras.

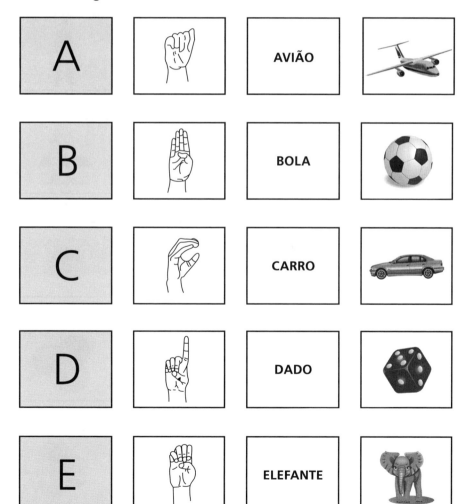

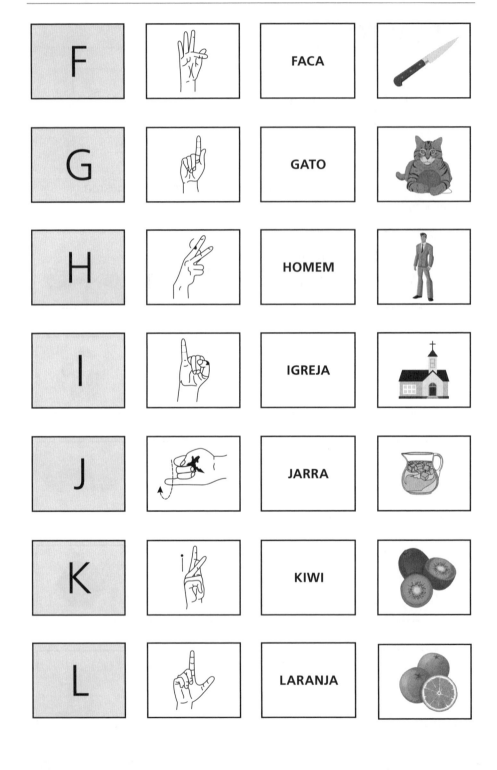

UNIDADE I – ALFABETO 5

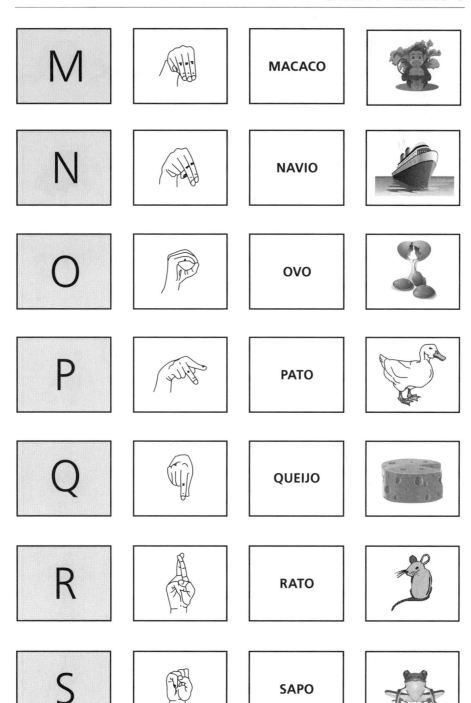

6 Atividades Ilustradas em Sinais da Libras

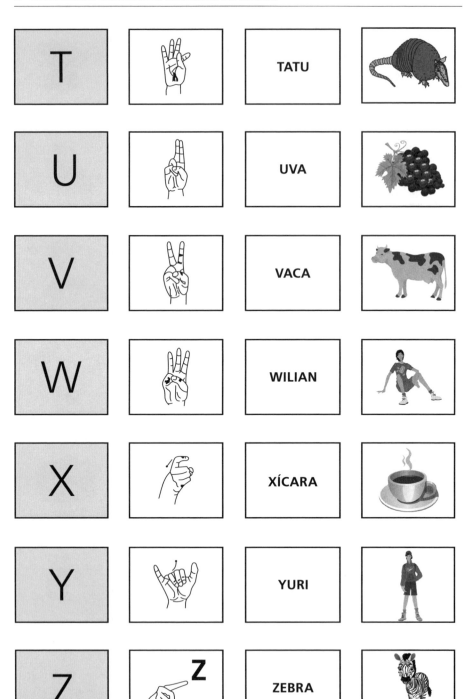

Unidade I – Alfabeto   7

Exercícios

1. Ligue o alfabeto manual na sequência de A a J e descubra quem sou eu.

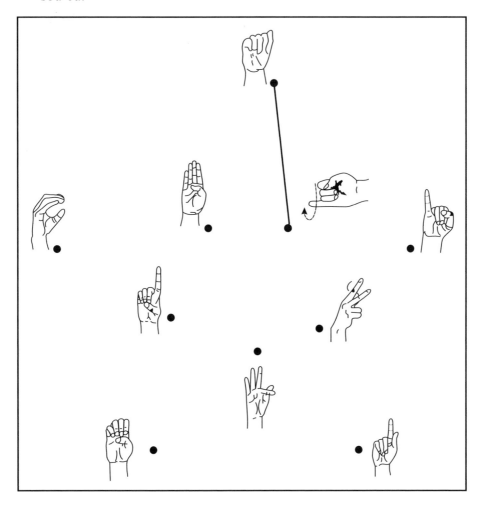

2. Recorte o alfabeto em português, desta página, e o alfabeto manual nas linhas pontilhadas e depois chame a sua turma para brincar de jogo da memória. Se não quiser estragar seu livro, tire uma cópia deste jogo.

A	B	C	D
E	F	G	H
I	J	K	L
M	N	O	P
Q	R	S	T
U	V	W	X
Y	Z		

Unidade I – Alfabeto 11

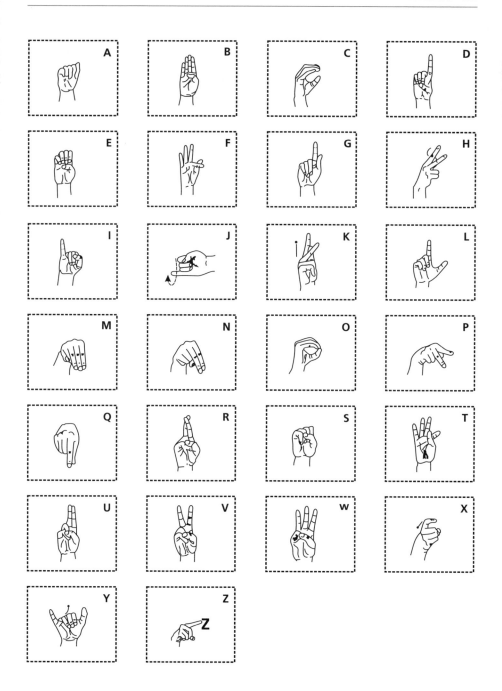

NÚMEROS

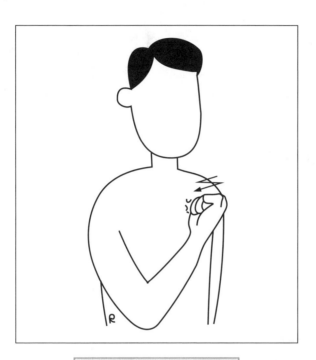

SINAL DE NÚMERO

14   Atividades Ilustradas em Sinais da Libras

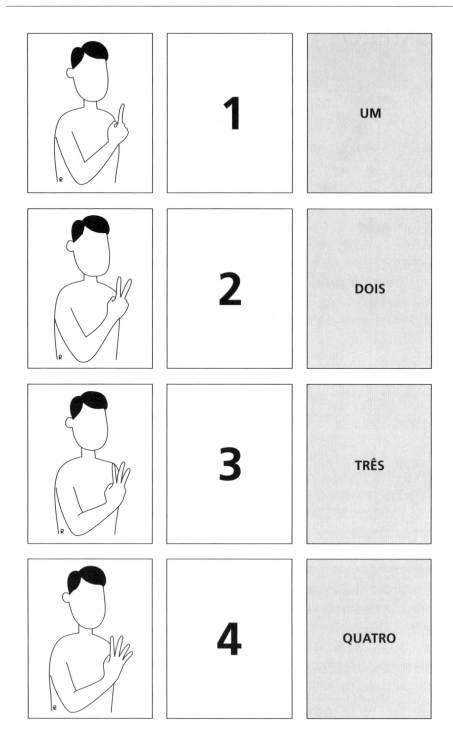

Unidade I – Números 15

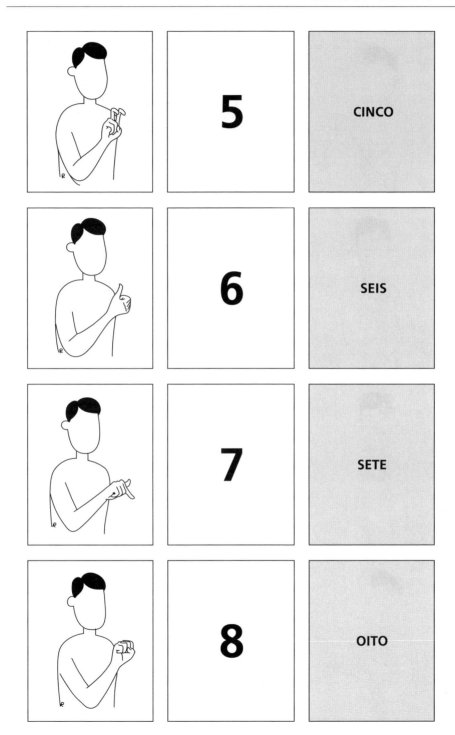

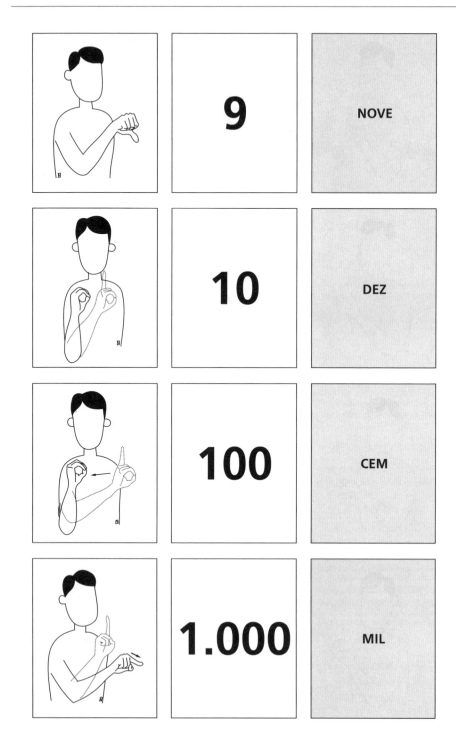

Unidade I – Números 17

Exercícios

1. Ligue o número cardinal ao sinal correspondente.

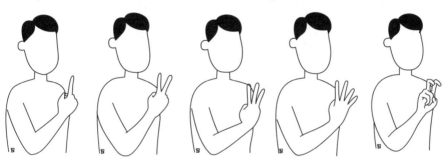

| 1 | 2 | 3 | 4 | 5 | 6 | 7 | 8 | 9 |

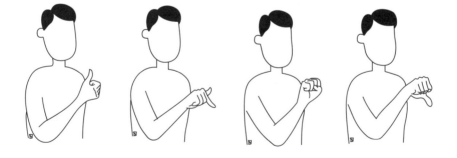

2. Escreva o número que aparece sinalizado.

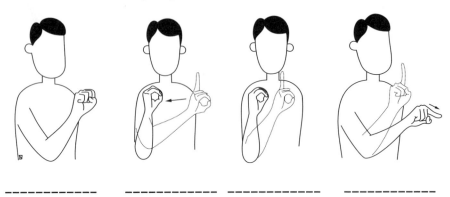

_____   _____ _____   _____

3. Conte as figuras, escreva o número em algarismo e por extenso e, em seguida, pratique o número em sinais.

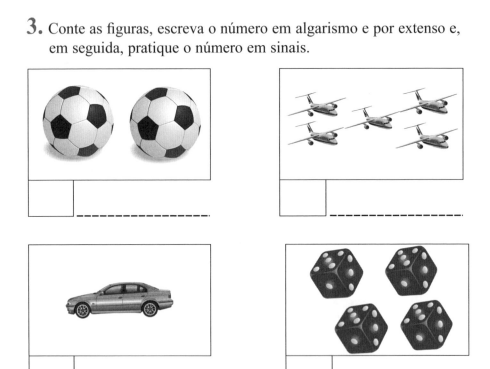

DIAS DA SEMANA

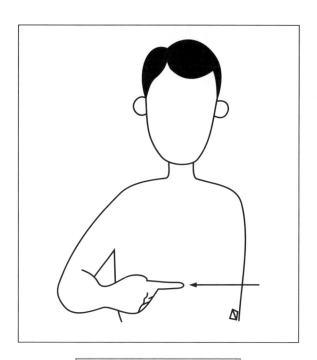

SINAL DE SEMANA

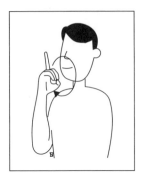 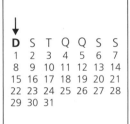 DOMINGO

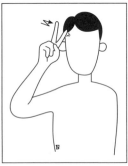 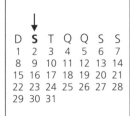 SEGUNDA-FEIRA

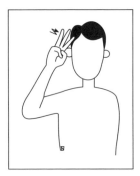 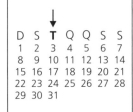 TERÇA-FEIRA

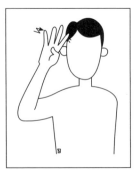 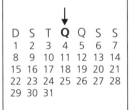 QUARTA-FEIRA

UNIDADE I – DIAS DA SEMANA 21

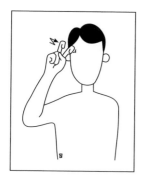

D	S	T	Q	**Q**	S	S
1	2	3	4	5	6	7
8	9	10	11	12	13	14
15	16	17	18	19	20	21
22	23	24	25	26	27	28
29	30	31				

QUINTA-FEIRA

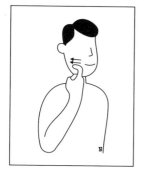

D	S	T	Q	Q	**S**	S
1	2	3	4	5	6	7
8	9	10	11	12	13	14
15	16	17	18	19	20	21
22	23	24	25	26	27	28
29	30	31				

SEXTA-FEIRA

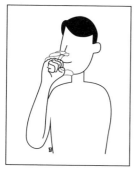

D	S	T	Q	Q	S	**S**
1	2	3	4	5	6	7
8	9	10	11	12	13	14
15	16	17	18	19	20	21
22	23	24	25	26	27	28
29	30	31				

SÁBADO

UNIDADE I

Exercícios

1. Ligue os dias da semana sinalizados aos correspondentes em português.

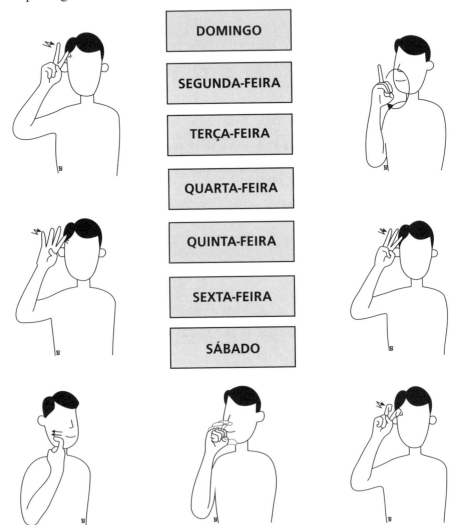

Unidade I – Dias da Semana   23

2. Desembaralhe as letras representadas pelo alfabeto manual e descubra o dia da semana que aparecerá.

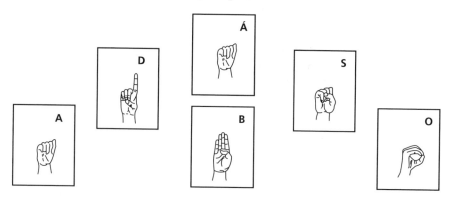

Escreva o nome que apareceu em português: _____

3. Descubra a palavra secreta em português, escrevendo no quadrado a primeira letra do desenho correspondente. Depois pinte bem bonito os desenhos.

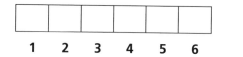

1 2 3 4 5 6

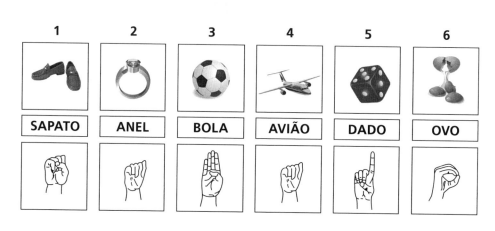

MESES DO ANO

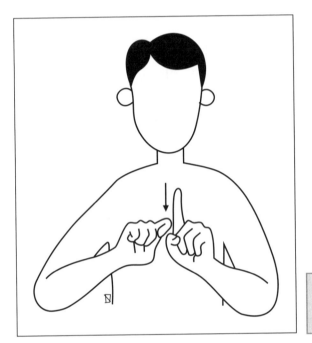

SINAL DE MÊS

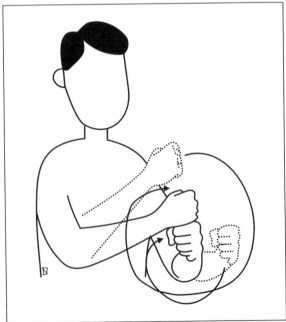

SINAL DE ANO

UNIDADE I – MESES DO ANO 25

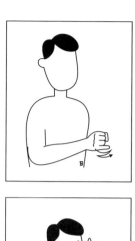

JANEIRO

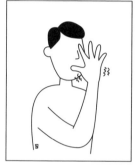

FEVEREIRO

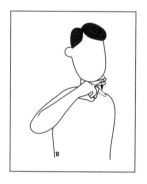

MARÇO

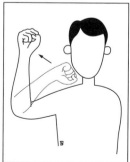

ABRIL

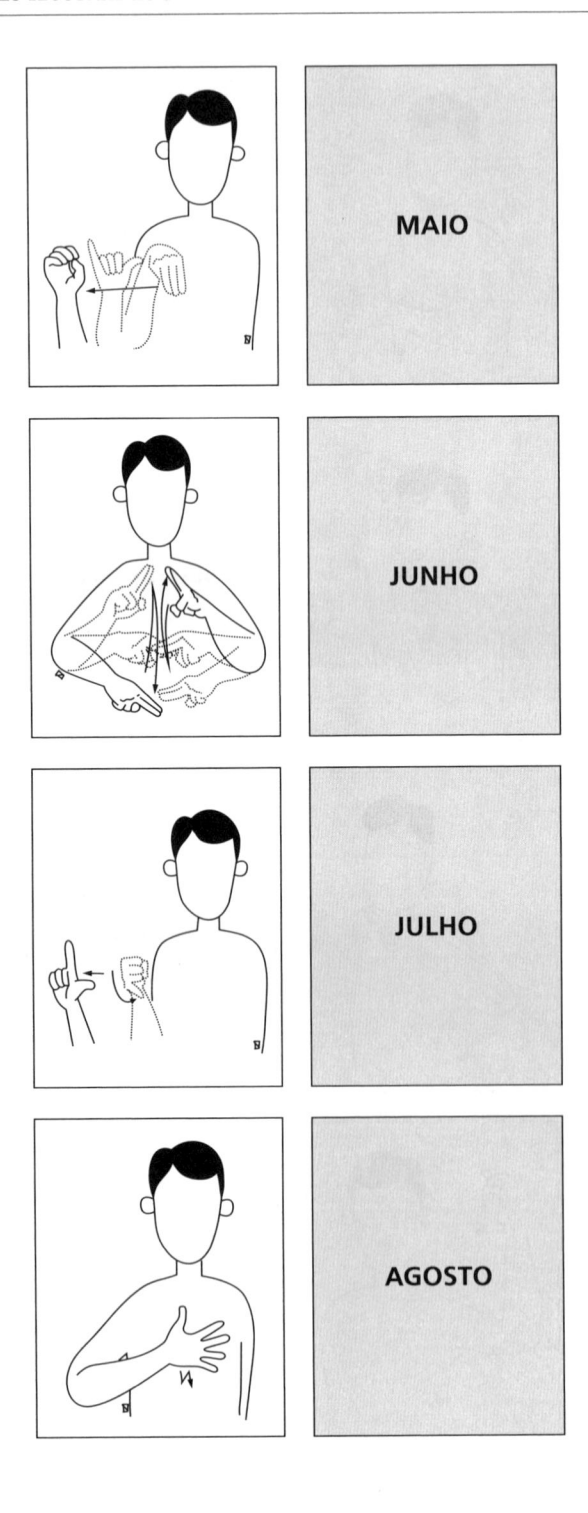

UNIDADE I – MESES DO ANO 27

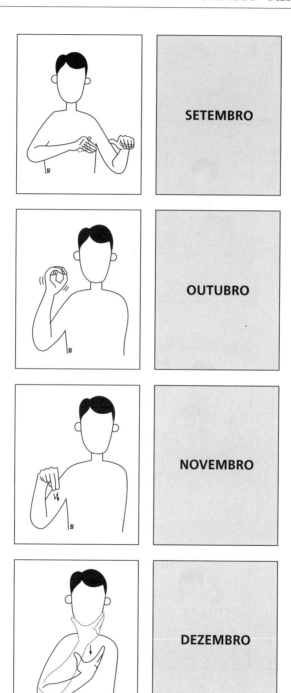

SETEMBRO

OUTUBRO

NOVEMBRO

DEZEMBRO

Exercícios

1. Escreva os meses do ano nas linhas pontilhadas.

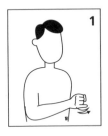 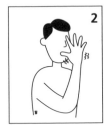 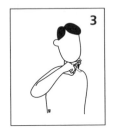 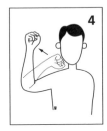

....

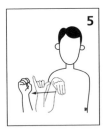 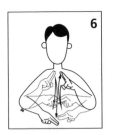 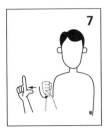 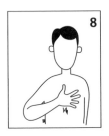

....

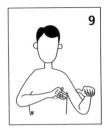 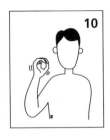 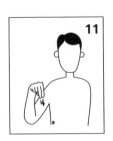 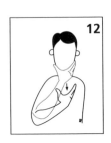

....

2. Monte a cruzadinha. Procure a palavra em português nos retângulos abaixo, de acordo com o sinal sugerido.

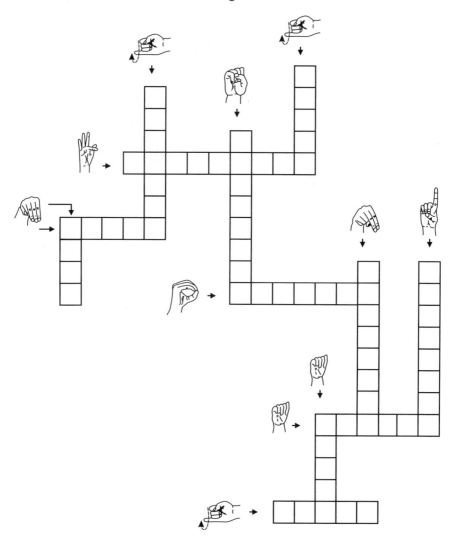

JANEIRO	MAIO	SETEMBRO
FEVEREIRO	JUNHO	OUTUBRO
MARÇO	JULHO	NOVEMBRO
ABRIL	AGOSTO	DEZEMBRO

3. Escreva o nome do mês em que comemoramos o natal.

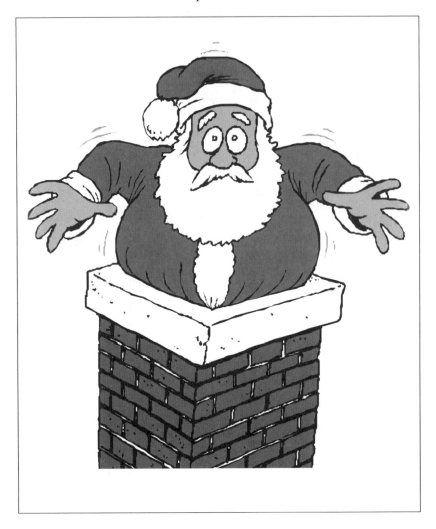

CORES

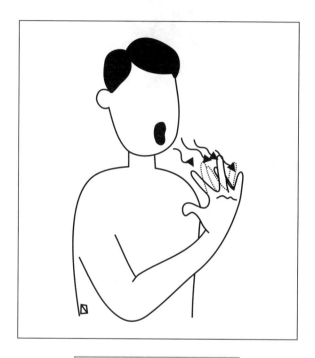

SINAL DE COR

32 Atividades Ilustradas em Sinais da Libras

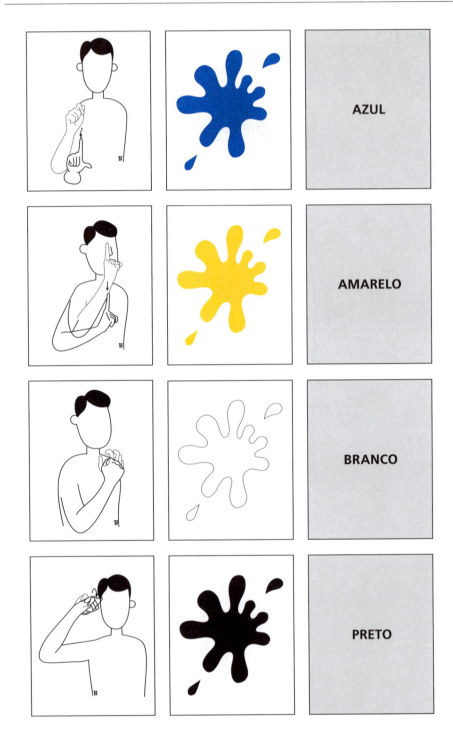

Unidade I – Cores   33

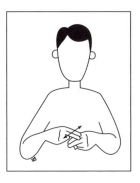 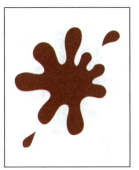 **MARROM**

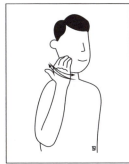 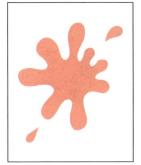 **ROSA**

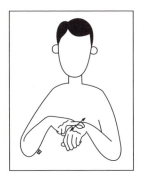 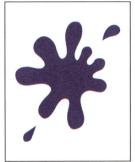 **ROXO**

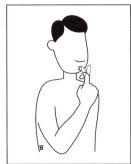 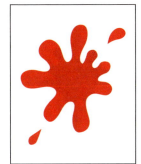 **VERMELHO**

34 ATIVIDADES ILUSTRADAS EM SINAIS DA LIBRAS

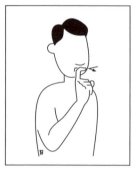 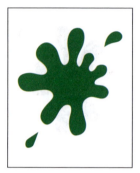 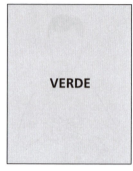

VERDE

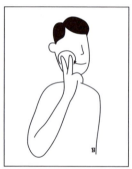 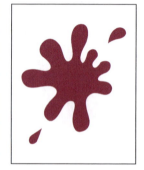 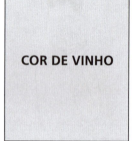

COR DE VINHO

UNIDADE I – CORES 35

Exercícios

1. Conheça as cores em sinais e escreva a palavra correspondente em português no espaço indicado.

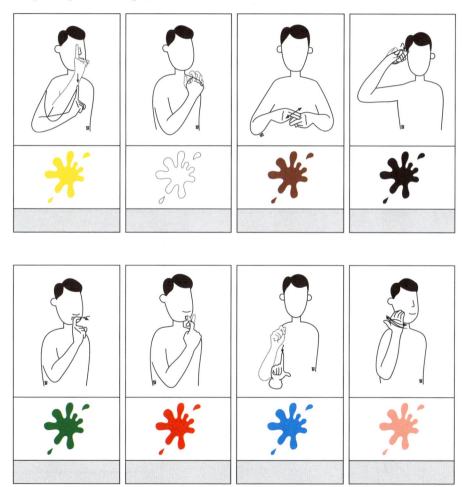

2. Pinte as figuras seguindo as indicações em sinais. Depois escreva a cor indicada na linha pontilhada pelo sinal representado.

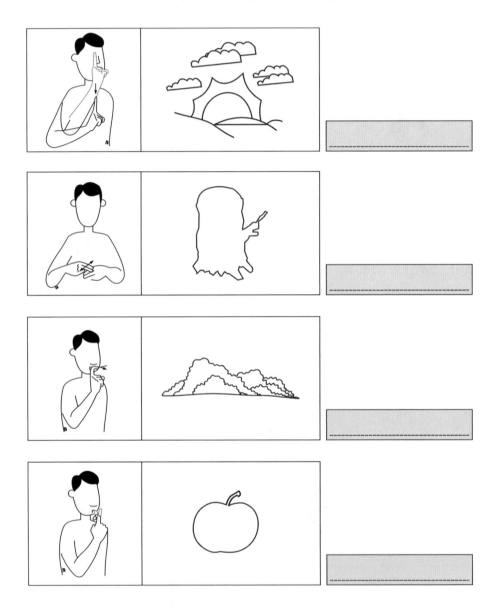

3. Agora que você já conhece as cores, pinte o desenho e pratique o sinal de cada uma delas.
Usar as cores:

MARROM	ROSA	VERDE	ROXO
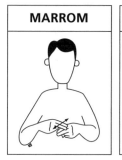	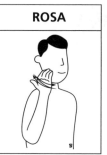	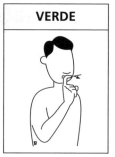	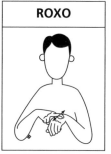

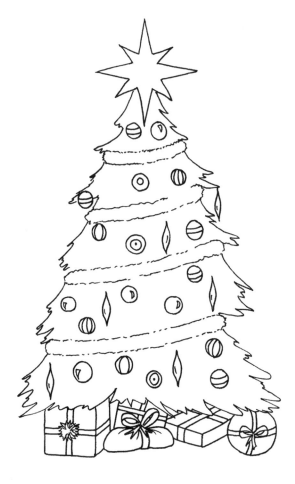

CORPO HUMANO

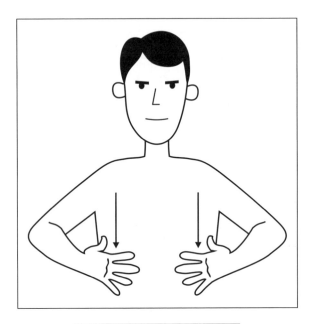

Sinal de Corpo

UNIDADE I – CORPO HUMANO 39

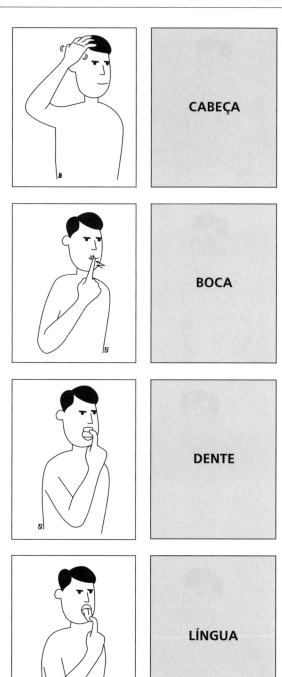

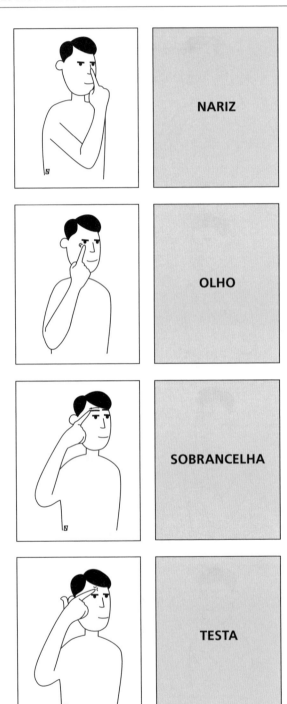

UNIDADE I – CORPO HUMANO 41

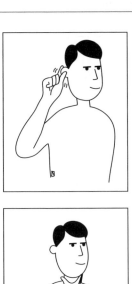

ORELHA

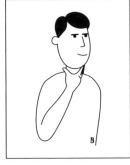 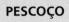

PESCOÇO

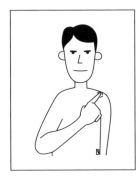 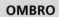

OMBRO

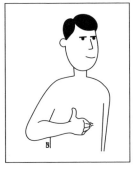

TÓRAX

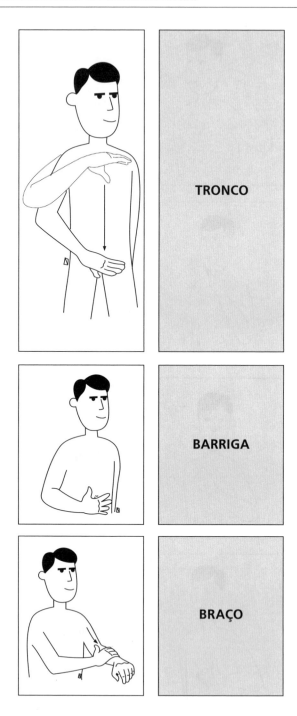

Unidade I – Corpo Humano 43

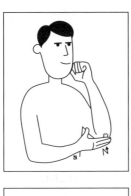

COTOVELO

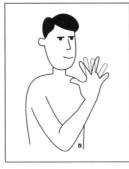

MÃO

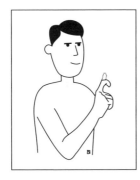

DEDO

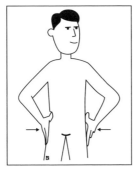

QUADRIL

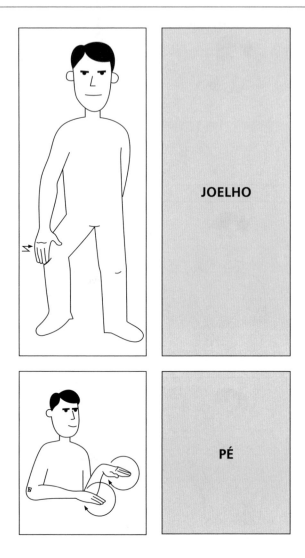

UNIDADE I – CORPO HUMANO 45

Exercícios

1. As partes do rosto em sinais são apontadas no próprio corpo. Ligue as palavras escritas às partes do rosto no desenho abaixo.

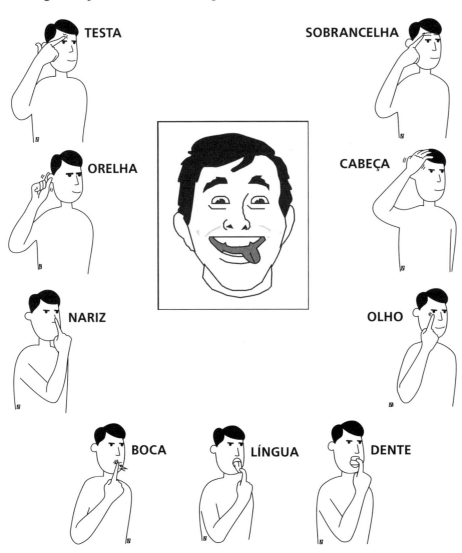

2. Recorte as partes do rosto e depois monte-o. Escreva o nome em cada uma das partes e pratique o sinal das mesmas.

Unidade I – Corpo Humano   49

3. Pinte o corpo humano de frente e de costas bem bonito. Pratique o sinal de cada uma das partes do tronco e ligue cada uma delas à escrita correspondente.

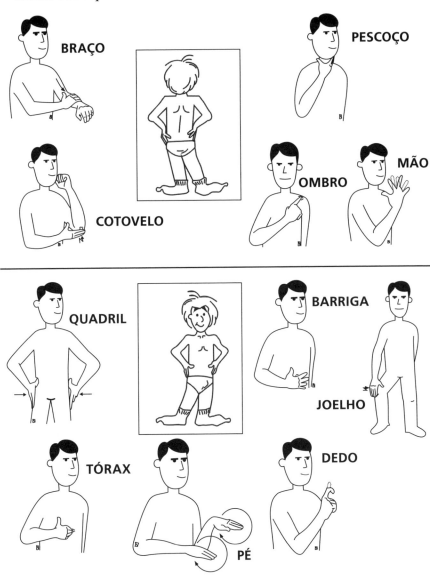

4. Desenhe o corpo humano e escreva os nomes das partes do mesmo em português. Não esqueça de praticar os sinais.

5. Pinte de amarelo e preto as partes do rosto e de azul, vermelho e verde as partes do tronco.

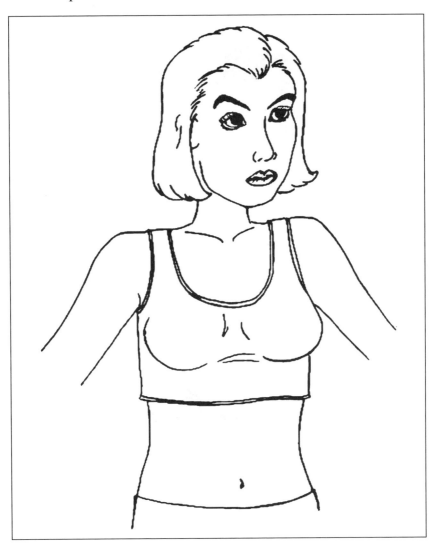

PESSOAS E FAMÍLIA

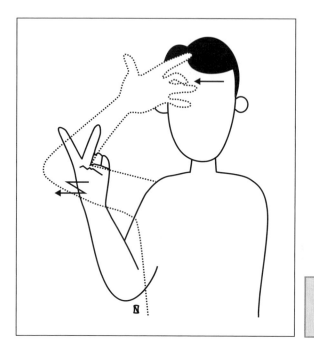

SINAL DE PESSOA

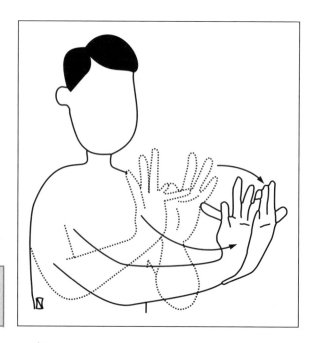

SINAL DE FAMÍLIA

UNIDADE I – PESSOAS E FAMÍLIA 53

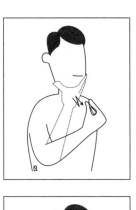 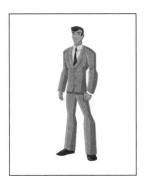 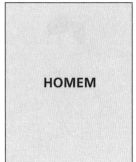

HOMEM

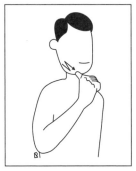 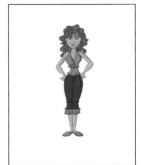 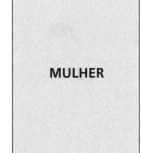

MULHER

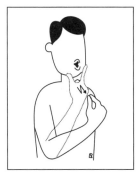 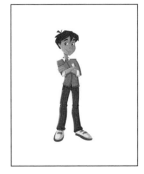 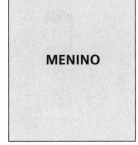

MENINO

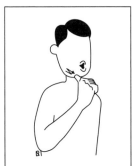 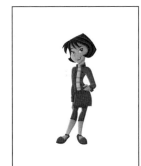 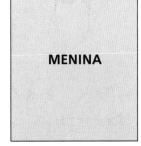

MENINA

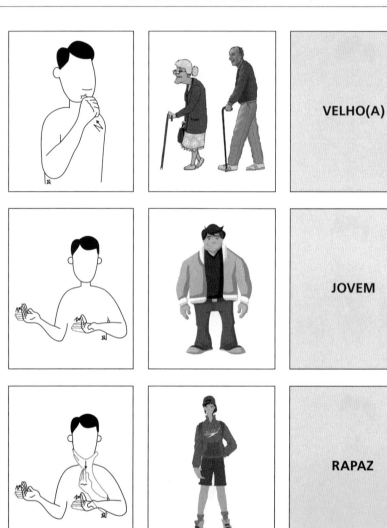

		VELHO(A)
		JOVEM
		RAPAZ
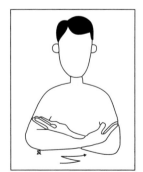	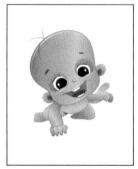	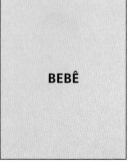 BEBÊ

Unidade I – Pessoas e Família 55

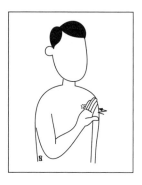 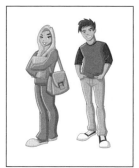 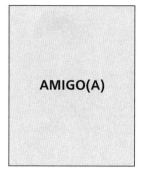

AMIGO(A)

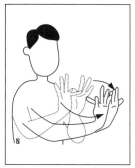 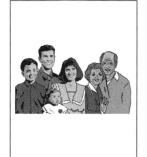 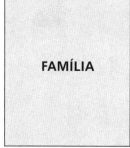

FAMÍLIA

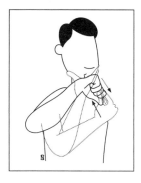 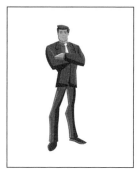 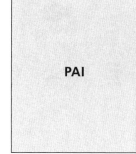

PAI

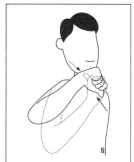 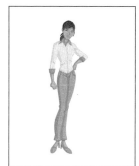 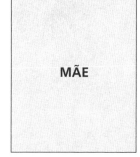

MÃE

56 Atividades Ilustradas em Sinais da Libras

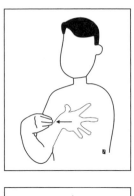	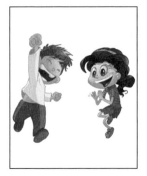	**FILHO(A)**
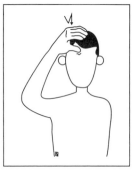	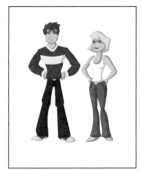	**TIO(A)**
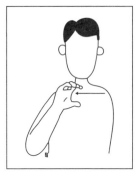	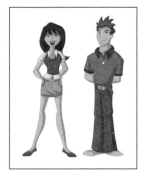	**CUNHADO(A)**
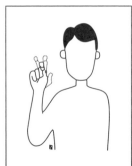	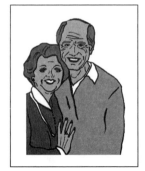	**VOVÔ(Ó)**

Unidade I – Pessoas e Família 57

Exercícios

1. Ligue os pares.

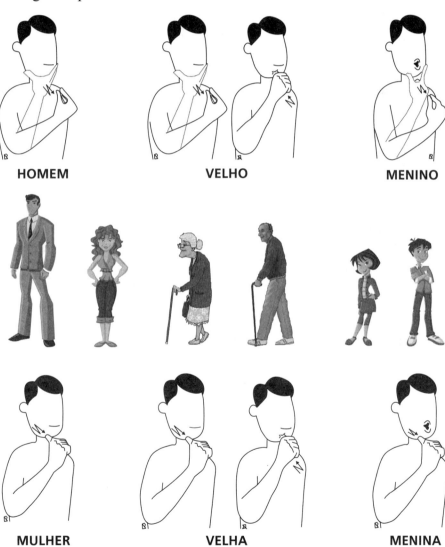

2. Olhe os sinais, veja o que eles significam e, em seguida, procure-os no caça-palavras.

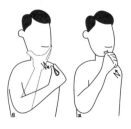
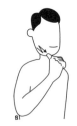
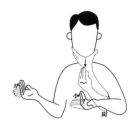
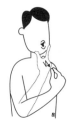
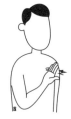
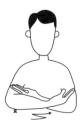

X	Z	C	V	B	N	H	L	Ç
V	E	L	H	O	I	Y	L	P
E	D	C	R	F	V	A	T	O
G	B	Y	H	N	U	J	M	I
Q	W	B	E	B	E	R	T	U
A	S	D	F	G	M	J	K	T
R	M	U	L	H	E	R	Z	R
A	C	V	B	N	N	W	Q	R
P	W	E	R	T	I	S	G	E
A	M	I	G	O	N	D	S	D
Z	Q	A	Z	W	O	S	X	F

3. Nomeie os desenhos abaixo.

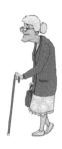
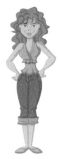
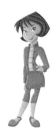

_____   _____   _____

Unidade I – Pessoas e Família   59

4. Desembaralhe as letras e descubra o sinal a que se referem. Procure uma dica nos desenhos abaixo.

| M | H | M | O | E | _____ |

| N | E | I | M | A | N | _____ |

| I | M | G | A | A | _____ |

| P | A | Z | A | R | _____ |

| E | Ê | B | B | _____ |

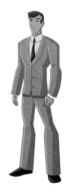 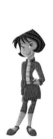 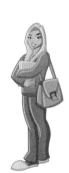 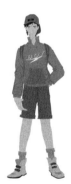

5. Ligue o sinal ao seu significado, descubra como se escreve e, em seguida, pratique estes sinais.

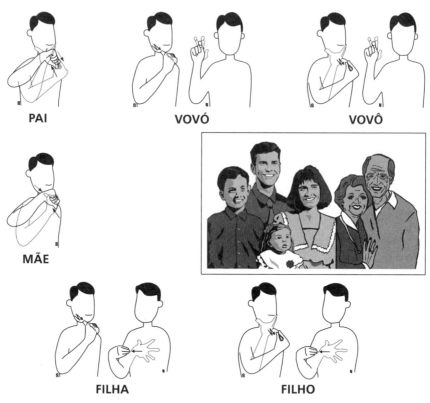

6. Desembaralhe as letras representadas pelo alfabeto manual e descubra qual o membro da família que aparecerá.

  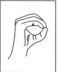

UNIDADE I – Pessoas e Família   61

7. Ligue os nomes ao desenho correspondente e pratique os sinais.

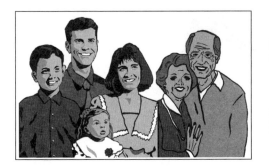

PAI

VOVÓ

VOVÔ

FILHO

FILHA

MÃE

ROUPAS

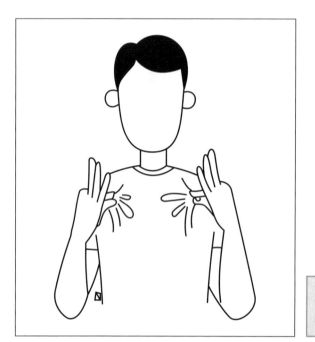

SINAL DE BLUSA

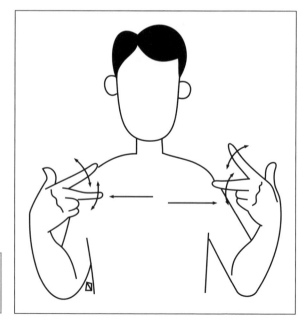

SINAL DE VÁRIOS

Unidade I – Roupas

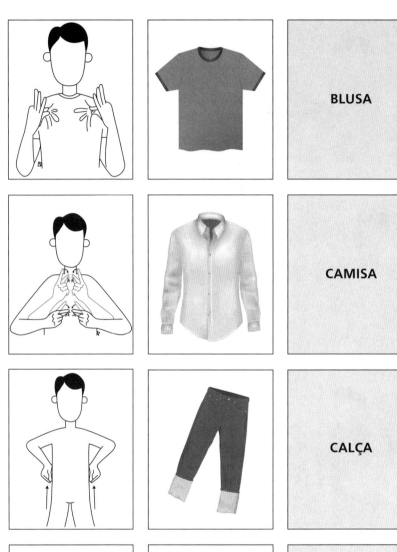

		BLUSA
		CAMISA
		CALÇA
		PALETÓ

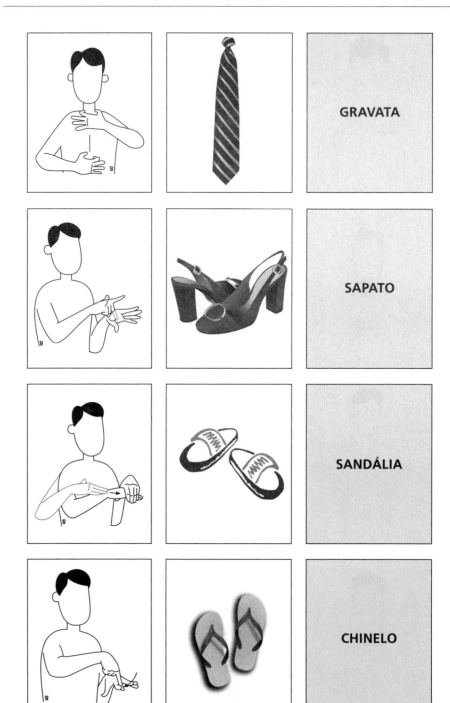

Unidade I – Roupas 65

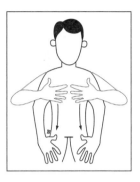 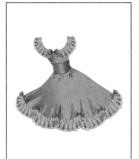 VESTIDO

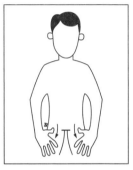 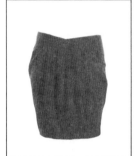 SAIA

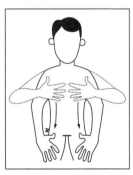 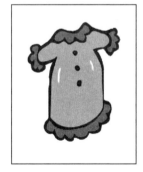 CAMISOLA

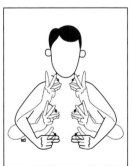 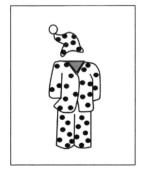 PIJAMA

Exercícios

1. Copie os nomes das roupas e depois pinte os desenhos bem bonito.

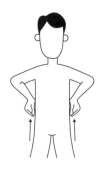 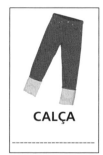
CALÇA

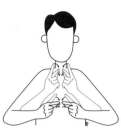 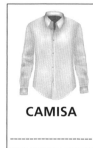
CAMISA

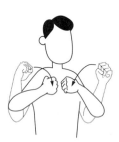 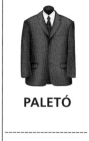
PALETÓ

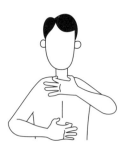 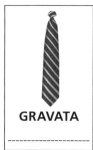
GRAVATA

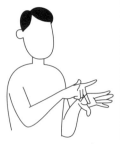 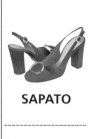
SAPATO

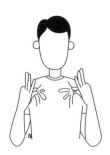 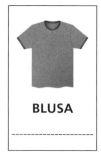
BLUSA

UNIDADE I – ROUPAS   67

2. Escolha as roupas que combinam com o menino e escreva o nome delas.

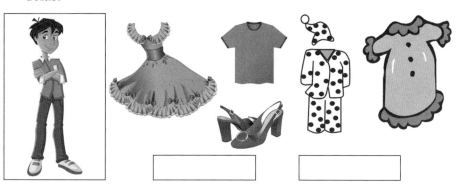

3. Ajude a menina a encontrar uma roupa nova para o seu aniversário. Pinte as figuras que você escolheu e depois pratique os sinais.

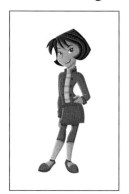 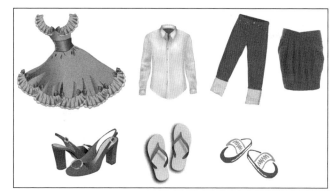

4. Desembaralhe as letras e descubra as palavras! Depois pratique os sinais.

L	S	B	U	A	
A	J	P	I	A	M
O	H	N	I	C	E	L
R	G	A	A	T	V	A

5. Olhe as figuras e procure-as no caça-palavras!

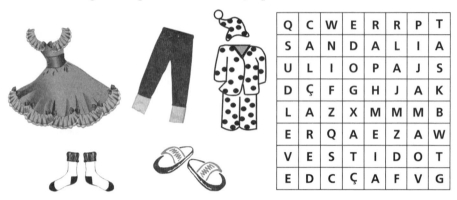

6. Ligue os sinais aos desenhos correspondentes.

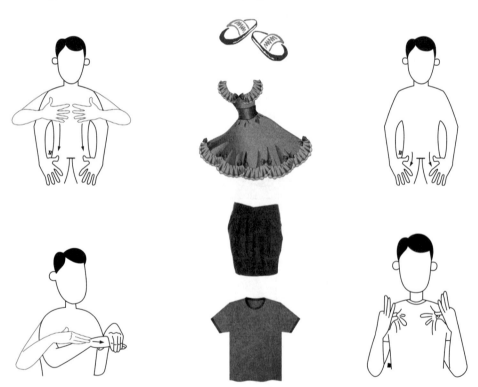

OBJETOS DE USO PESSOAL

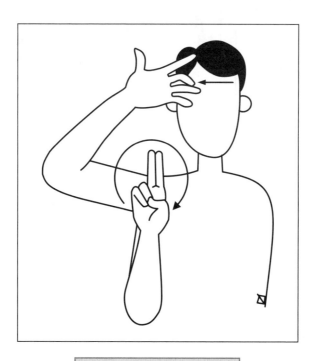

Sinal de Uso Pessoal

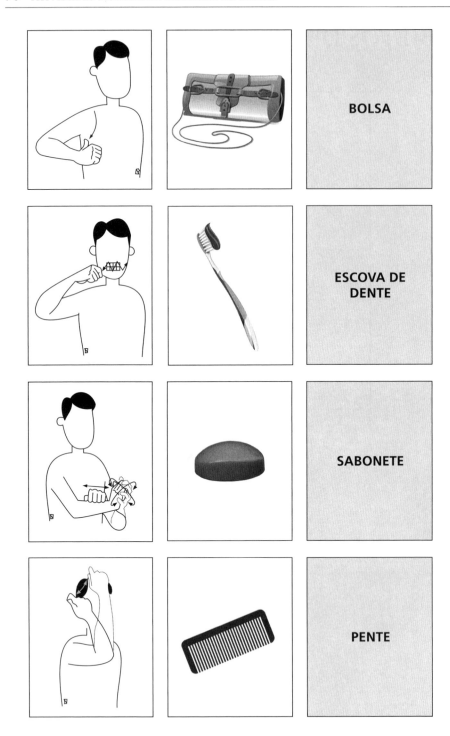

UNIDADE I – Objetos de Uso Pessoal 71

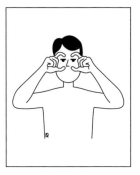 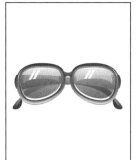 ÓCULOS

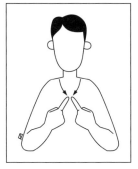 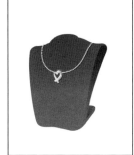 COLAR

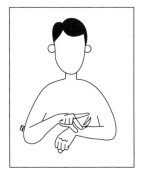 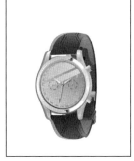 RELÓGIO

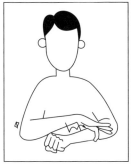 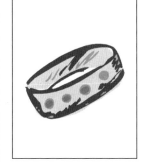 PULSEIRA

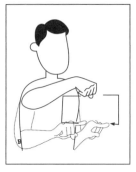	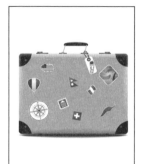	MALA
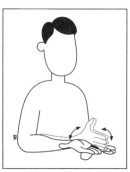	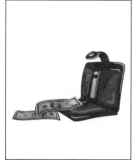	CARTEIRA
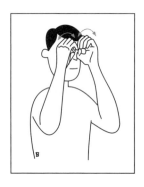	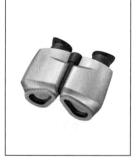	BINÓCULO

Unidade I – Objetos de Uso Pessoal 73

Exercícios

1. Recorte as figuras praticando os sinais e divirta-se brincando com o Jogo da Memória.

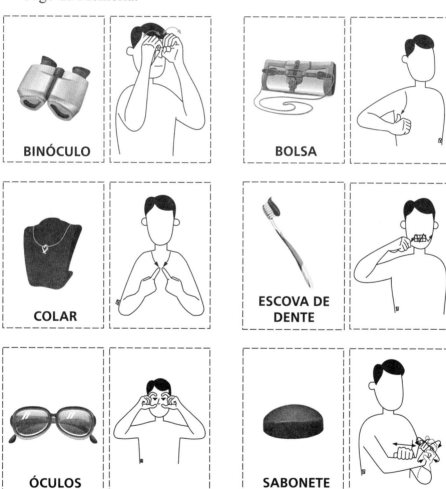

Unidade I – Objetos de Uso Pessoal

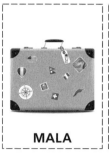 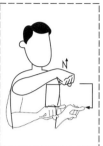
MALA

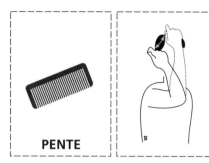
PENTE

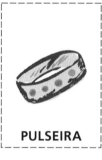 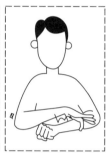
PULSEIRA

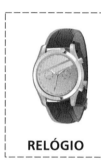 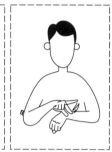
RELÓGIO

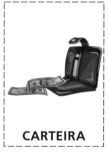 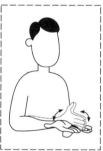
CARTEIRA

UNIDADE I – Objetos de Uso Pessoal 77

2. Coloque as iniciais das figuras abaixo nos respectivos quadradinhos e pratique os sinais da Língua de Sinais.

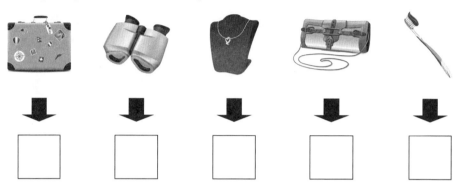

3. Descubra a palavra-chave da cruzadinha, tendo como dica os sinais.

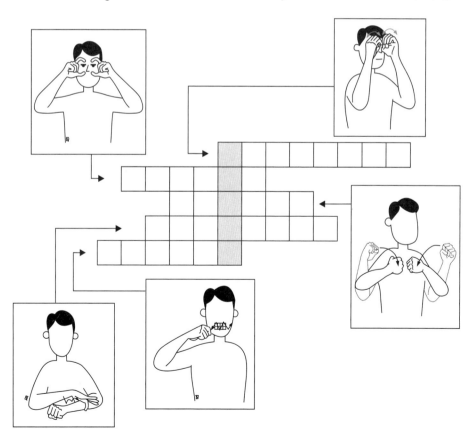

UNIDADE II

OBJETOS ESCOLARES	81
CASA	87
MÓVEIS	93
OBJETOS DE CASA	97
MÁQUINAS	108
ANIMAIS	112
AVES	122
INSETOS	127

ELIZABETH CREPALDI DE ALMEIDA
PATRÍCIA MOREIRA DUARTE
MAÍRA QUINTAL NICOLAU

OBJETOS ESCOLARES

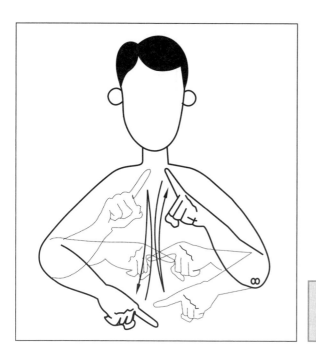

Sinal de Material

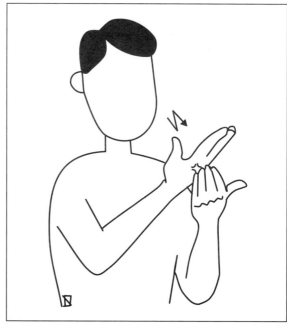

Sinal de Escola

82 Atividades Ilustradas em Sinais da Libras

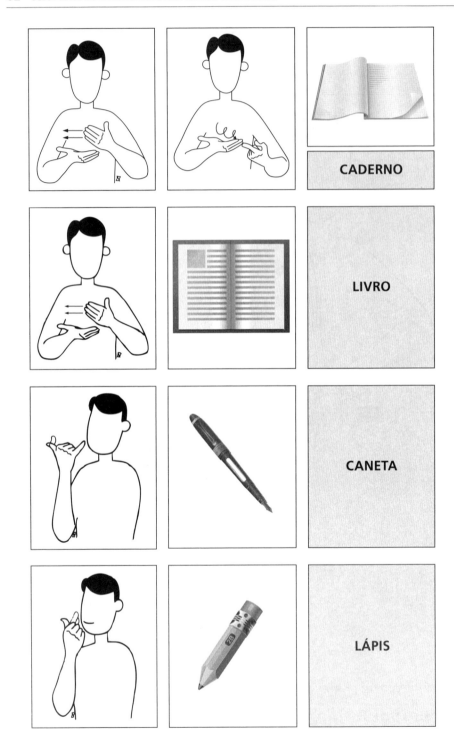

Unidade II – Objetos Escolares 83

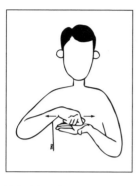 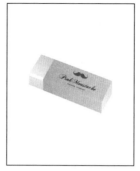 **BORRACHA**

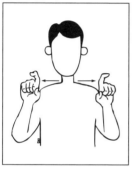 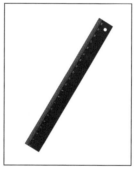 **RÉGUA**

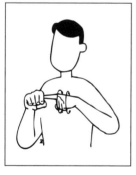 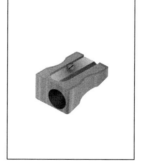 **APONTADOR**

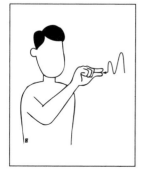 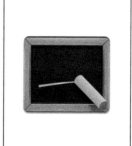 **GIZ**

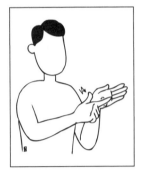
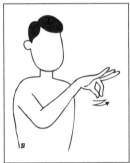
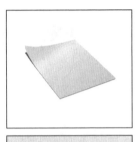

PAPEL

Unidade II – Objetos Escolares   85

Exercícios

1. Veja como se escrevem estas palavras. Copie e pratique os sinais.

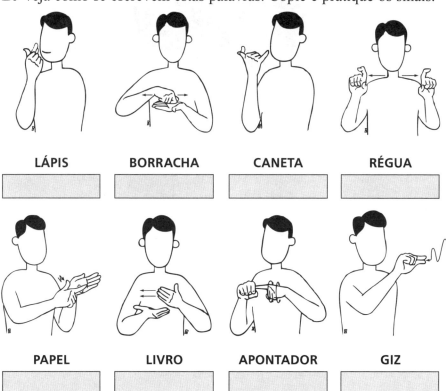

2. Desembaralhe as letras e descubra qual é a palavra.

P	Á	S	I	L	
P	E	L	A	P	
V	O	L	I	R	
R	O	C	E	D	A	N

3. Circule as palavras que combinam com estojo escolar. O que pode ser colocado dentro do estojo?

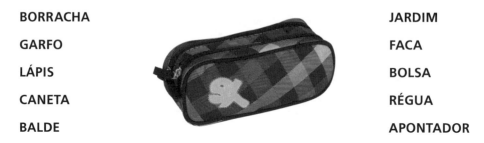

BORRACHA

GARFO

LÁPIS

CANETA

BALDE

JARDIM

FACA

BOLSA

RÉGUA

APONTADOR

4. Cruzadinha.

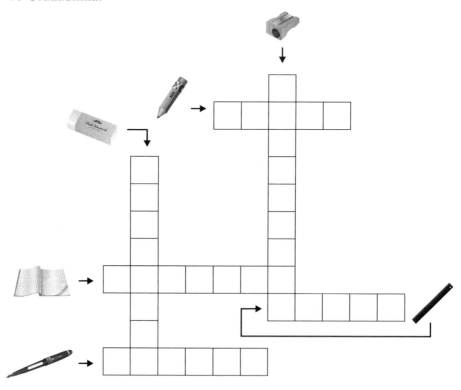

CASA

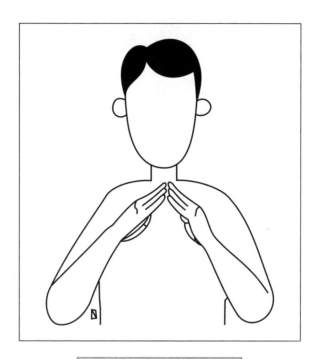

Sinal de Casa

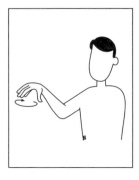	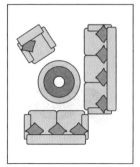	SALA
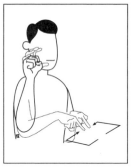	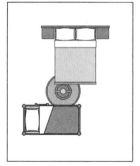	QUARTO
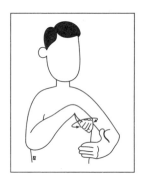	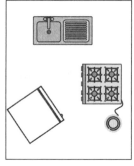	COZINHA
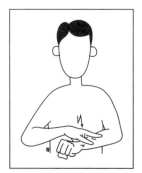	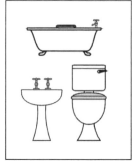	BANHEIRO

Unidade II – Casa

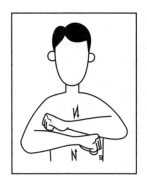 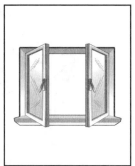 JANELA

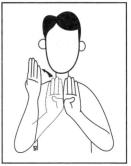 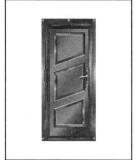 PORTA

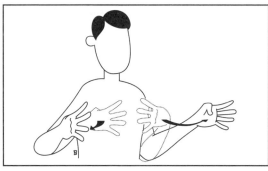 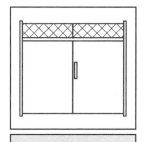
PORTÃO

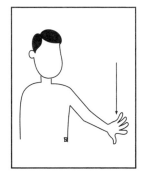 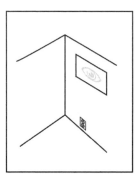 PAREDE

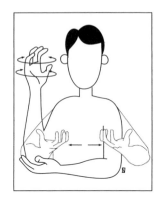
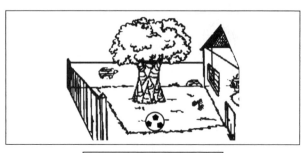

JARDIM

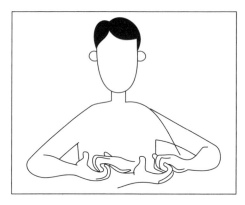
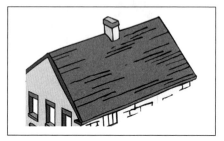

TELHADO

Unidade II – Casa   91

Exercícios

1. Preste atenção nos sinais e como se escreve em português. Depois numere o desenho de acordo com a ordem das palavras sugeridas nos quadrinhos.

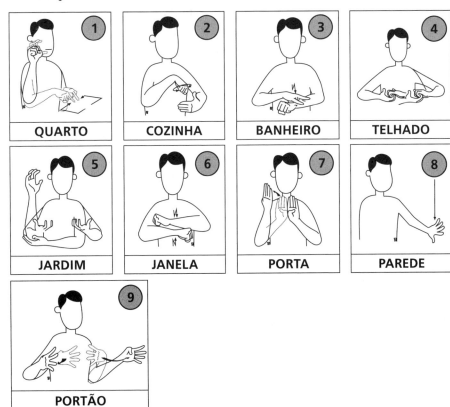

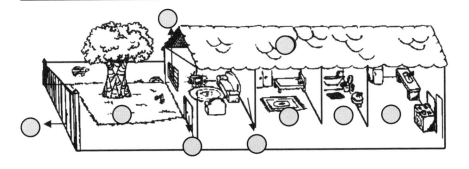

2. Circule as palavras que indicam os cômodos que compõem uma casa e, em seguida, pinte o desenho bem bonito.

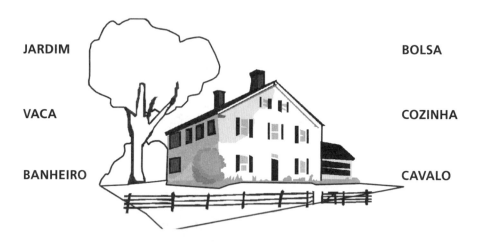

JARDIM

VACA

BANHEIRO

BOLSA

COZINHA

CAVALO

3. Cruzadinha. Encontre a palavra-chave e depois pratique os sinais.

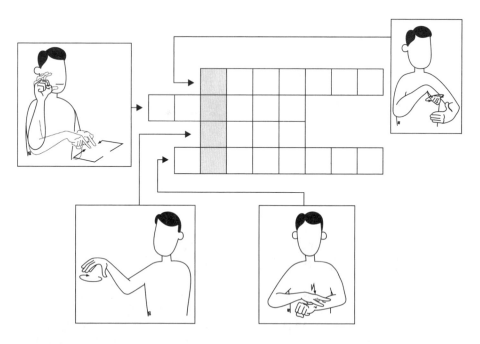

MÓVEIS

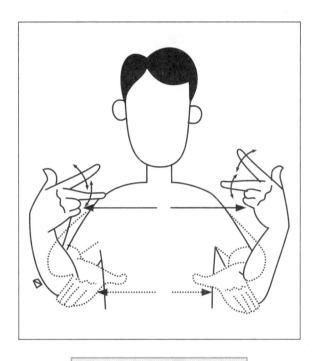

Sinal de Mesa e Vários

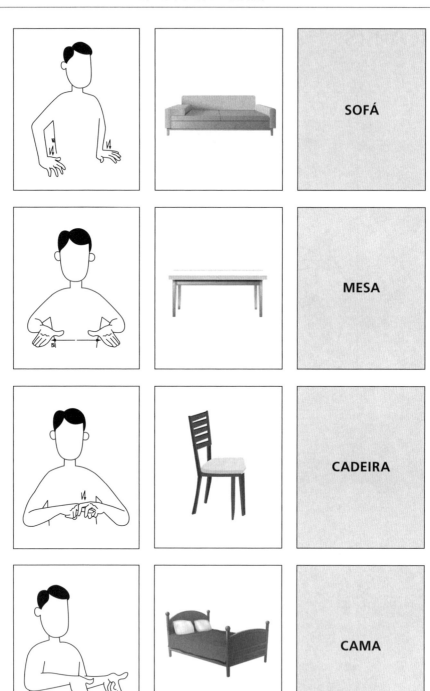

Exercícios

1. Circule de amarelo os móveis que fazem parte da cozinha, de azul os móveis que fazem parte do quarto e de vermelho os móveis da sala.

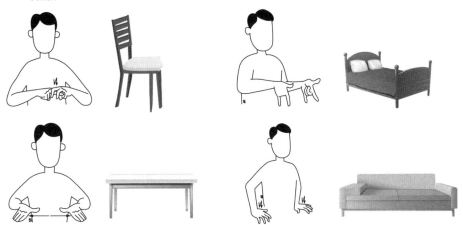

2. Cruzadinha.

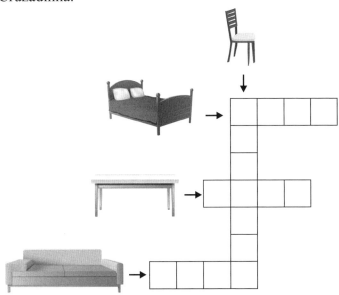

3. Circule a palavra que corresponde ao sinal.

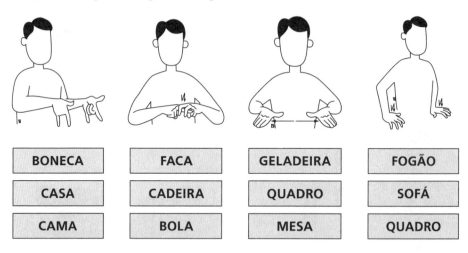

BONECA	FACA	GELADEIRA	FOGÃO
CASA	CADEIRA	QUADRO	SOFÁ
CAMA	BOLA	MESA	QUADRO

4. Desenhe os móveis do seu quarto.

OBJETOS DE CASA

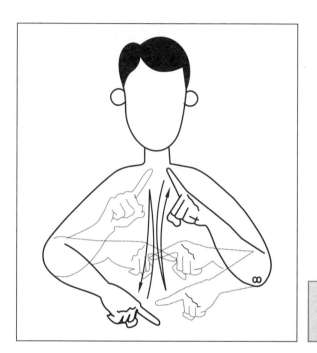

Sinal de Material

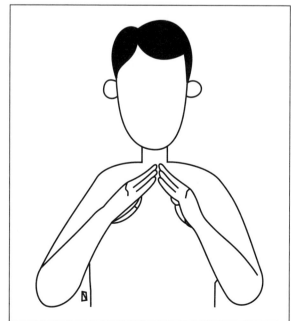

Sinal de Casa

98 ATIVIDADES ILUSTRADAS EM SINAIS DA LIBRAS

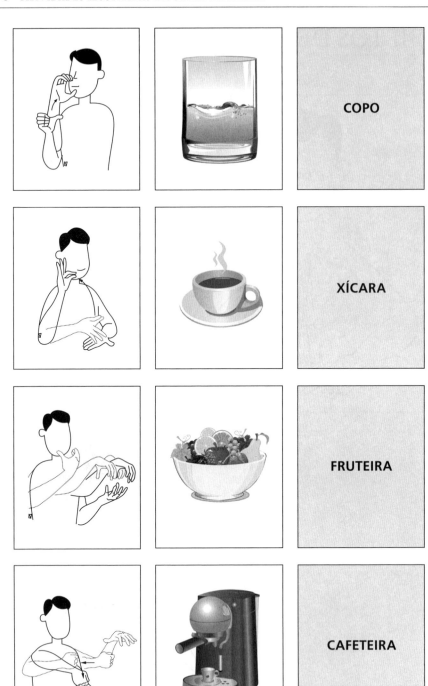

Unidade II – Objetos de Casa 99

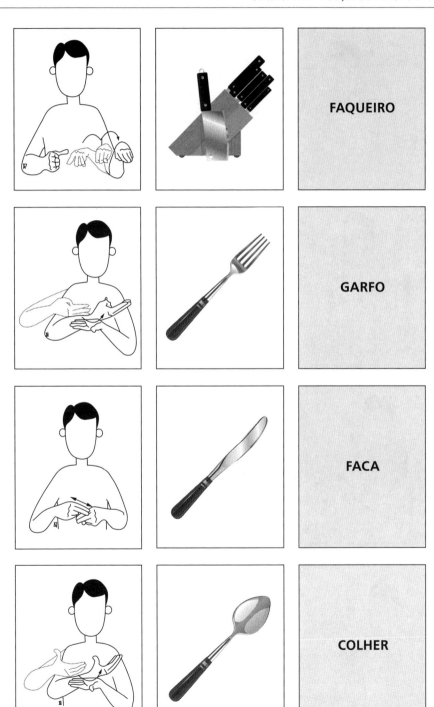

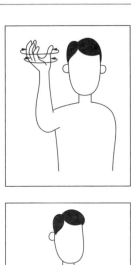	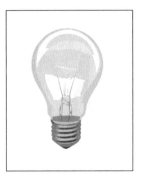	LÂMPADA
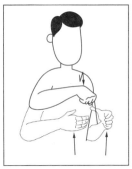	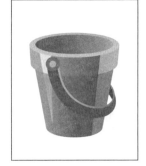	BALDE
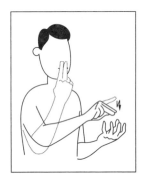	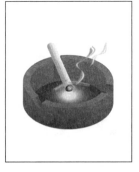	CINZEIRO
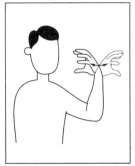	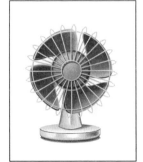	VENTILADOR

UNIDADE II – OBJETOS DE CASA   101

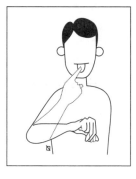 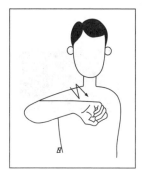 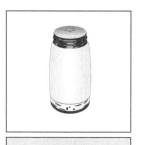

SALEIRO

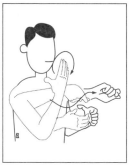 

AÇUCAREIRO

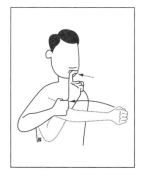 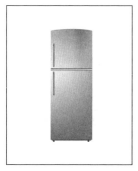

GELADEIRA

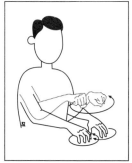 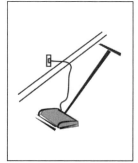

ENCERADEIRA

102 ATIVIDADES ILUSTRADAS EM SINAIS DA LIBRAS

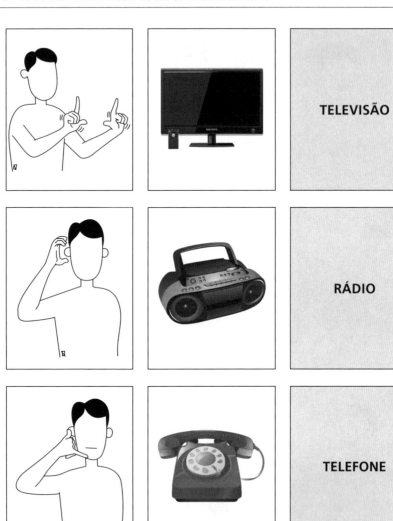

TELEVISÃO

RÁDIO

TELEFONE

QUADRO

Unidade II – Objetos de Casa 103

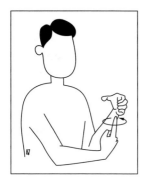 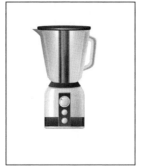 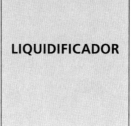

LIQUIDIFICADOR

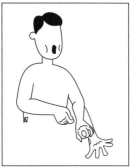 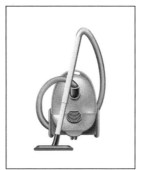

ASPIRADOR DE PÓ

Exercícios

1. Ligue os desenhos aos seus nomes e sinais.

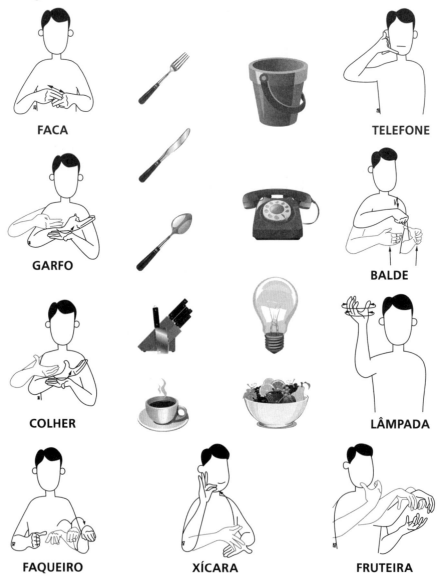

UNIDADE II – Objetos de Casa 105

2. Escreva o nome das figuras e pratique os sinais da Língua de Sinais.

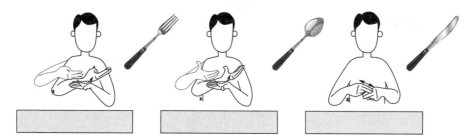

3. Desembaralhe as letras e descubra o sinal a que se referem.

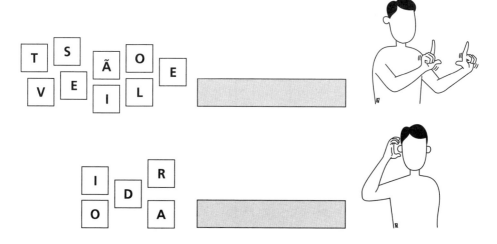

4. Faça uma lista de outros objetos da sua casa.

Quarto	**Sala**	**Cozinha**
---------------	---------------	---------------
---------------	---------------	---------------
---------------	---------------	---------------
---------------	---------------	---------------
---------------	---------------	---------------
---------------	---------------	---------------
---------------	---------------	---------------

5. Cruzadinha.

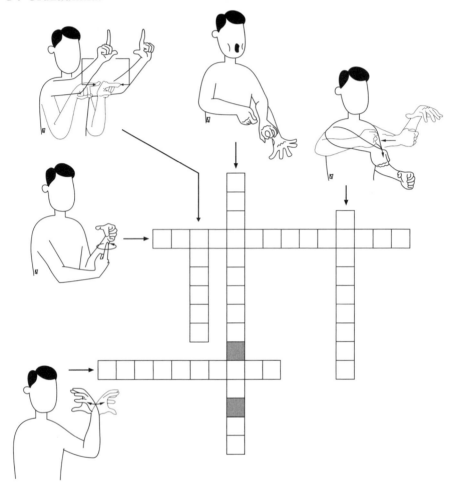

6. O que é?

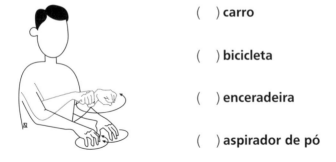

( ) carro

( ) bicicleta

( ) enceradeira

( ) aspirador de pó

Unidade II – Objetos de Casa   107

Recipientes

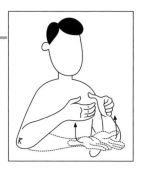

7. Escreva os nomes dos recipientes nos espaços indicados.

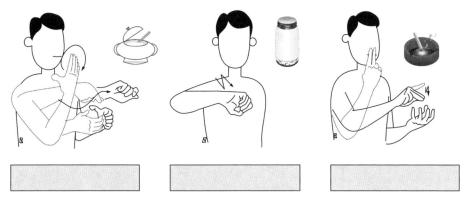

8. Assinale a alternativa correta.
O cigarro deve ser apagado no:

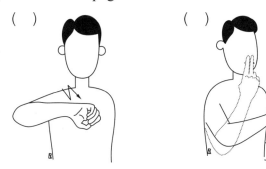

9. Faça uma lista de outros recipientes.

MÁQUINAS

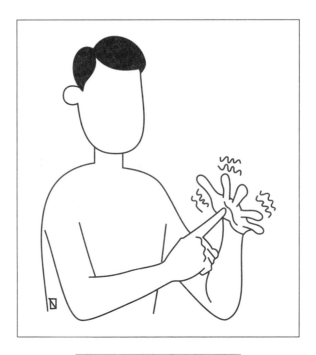

Sinal de Máquina

UNIDADE II – MÁQUINAS 109

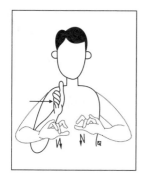 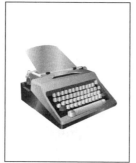 **MÁQUINA DE ESCREVER**

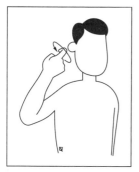 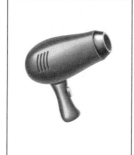 **SECADOR**

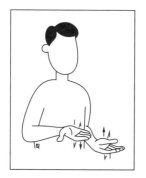 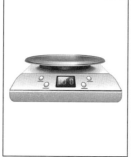 **BALANÇA**

Exercícios

1. Ligue o sinal à figura correspondente e pratique os sinais.

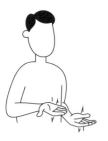   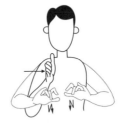   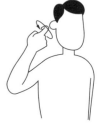

BALANÇA   **MÁQUINA DE ESCREVER**   **SECADOR**

       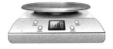   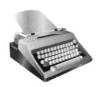

2. Você sabe qual é o seu peso?
Procure uma balança, descubra qual é o seu peso e, em seguida, anote no espaço abaixo.

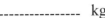 kg

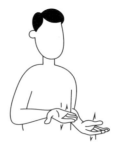

Unidade II – Máquinas 111

3. Coloque a letra indicada de cada figura em seu lugar e descubra o nome de outro eletrodoméstico.

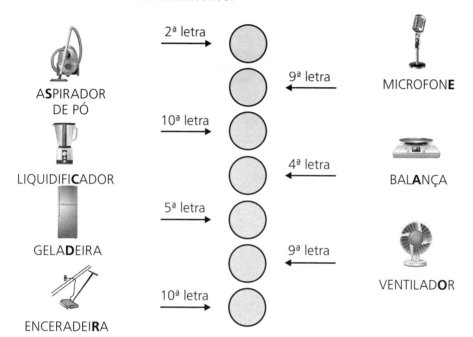

4. Encontre o caminho entre o desenho e o sinal correspondente.

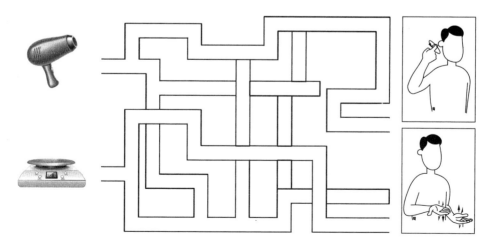

ANIMAIS

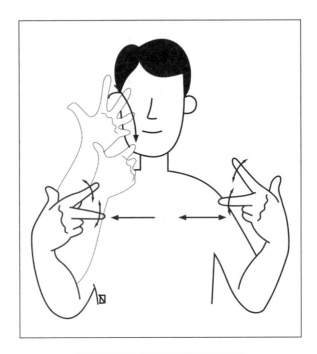

SINAL DE ANIMAL

Unidade II – Animais

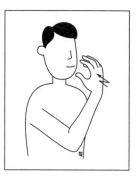	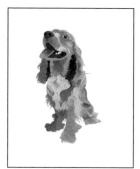	**CACHORRO**
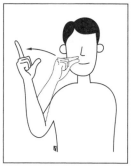	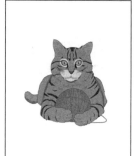	**GATO**
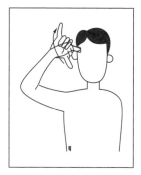	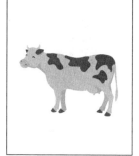	**VACA**
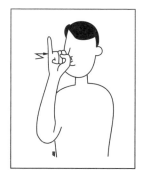	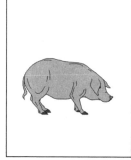	**PORCO**

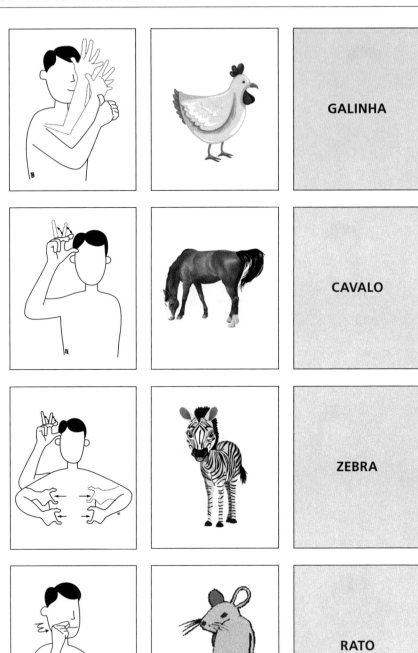

Unidade II – Animais   115

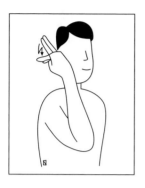	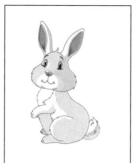	**COELHO**
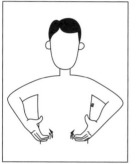	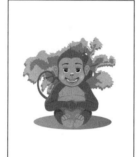	**MACACO**
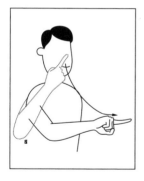	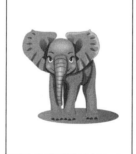	**ELEFANTE**
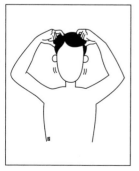	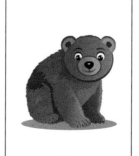	**URSO**

116 Atividades Ilustradas em Sinais da Libras

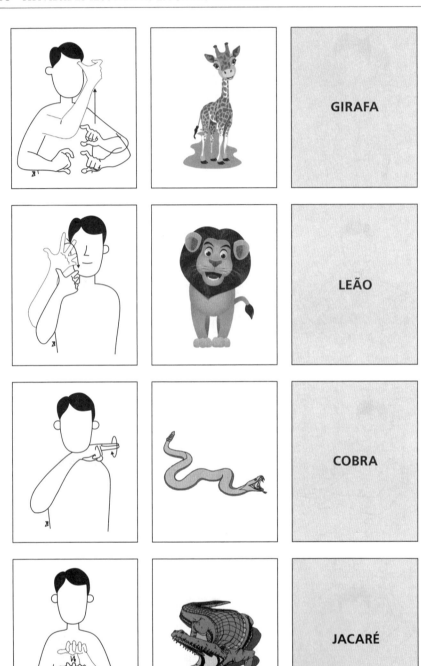

Exercícios

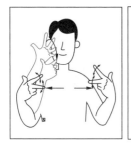
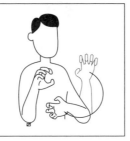

ANIMAL SELVAGEM

1. Ligue o sinal à figura correspondente e pratique os sinais.

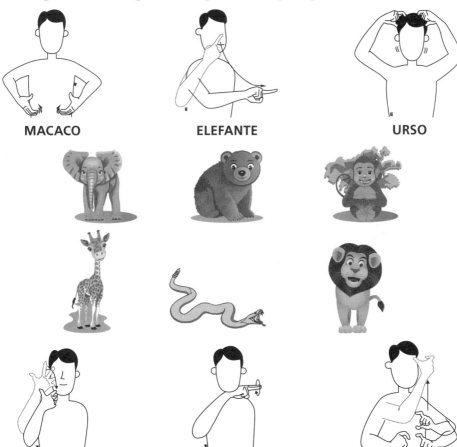

2. Circule somente os animais selvagens e pratique os sinais da Língua de Sinais.

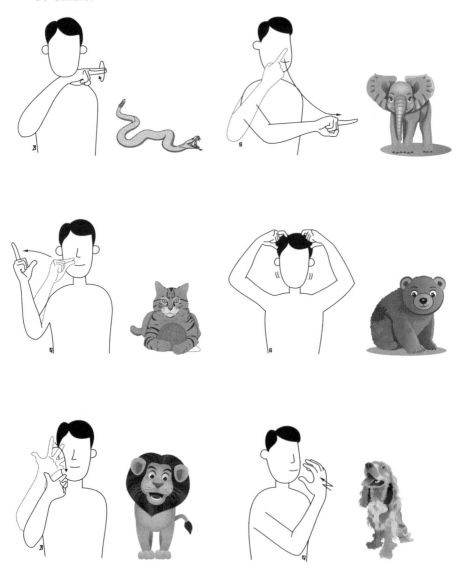

Unidade II – Animais

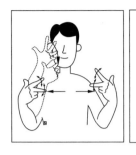 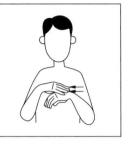

Animal Doméstico

3. Ligue as palavras aos sinais e desenhos correspondentes.

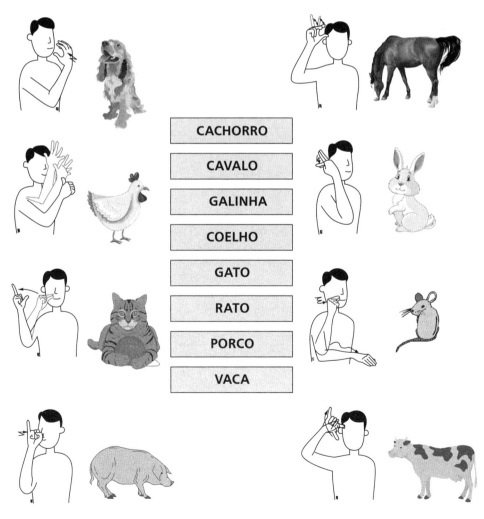

CACHORRO

CAVALO

GALINHA

COELHO

GATO

RATO

PORCO

VACA

4. Leve um coelho até o outro e descubra o que tem dentro da caixa, unindo as letras do caminho pelo qual o coelho passou.

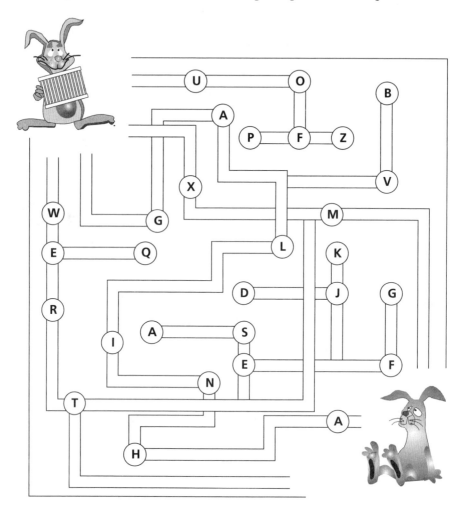

5. Descubra a palavra-chave da cruzadinha.

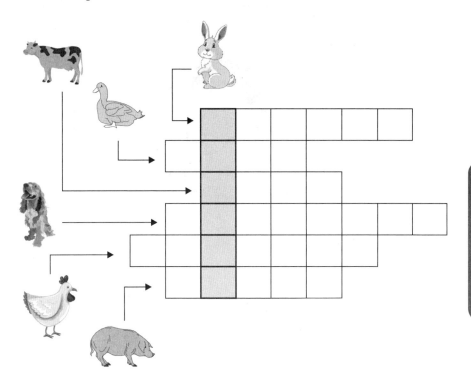

AVES

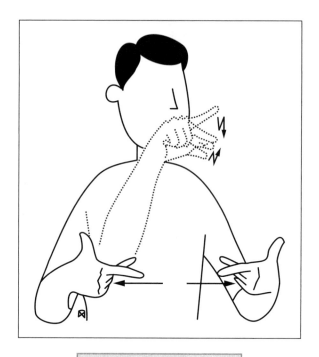

Sinal de Ave

UNIDADE II – AVES 123

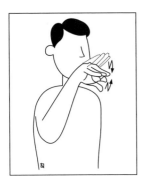 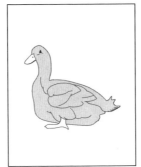 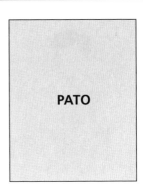

PATO

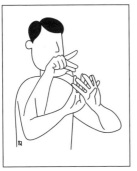 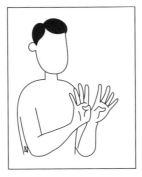 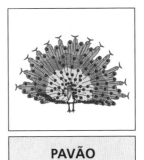

PAVÃO

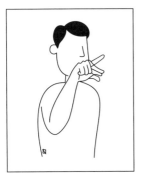 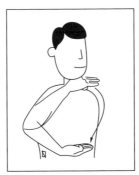 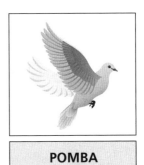

POMBA

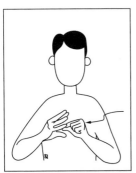 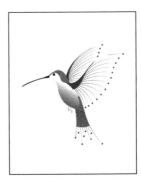 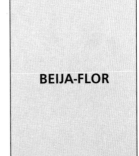

BEIJA-FLOR

124 Atividades Ilustradas em Sinais da Libras

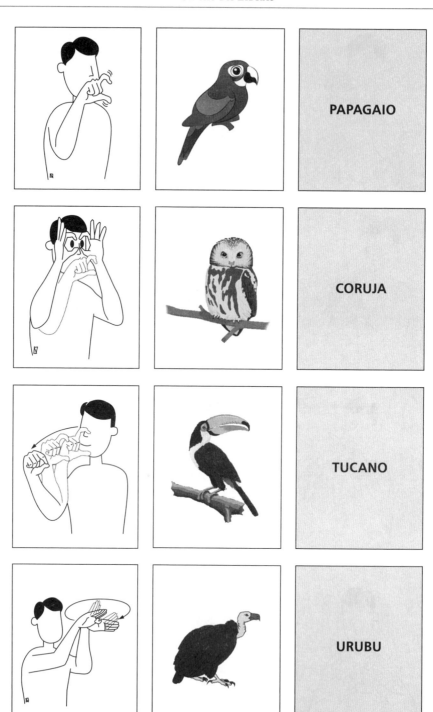

Exercícios

1. Ache os desenhos iguais e ligue-os.

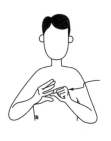

BEIJA-FLOR

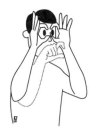 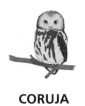

CORUJA

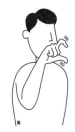 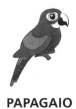

PAPAGAIO

2. Descubra qual é a ave, completando as letras que estão faltando e baseando-se nos sinais.

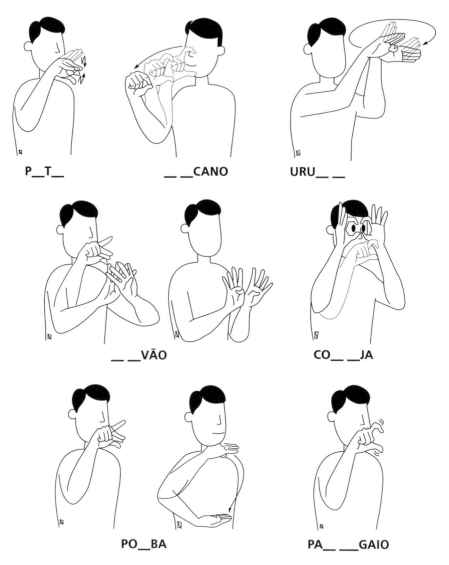

INSETOS

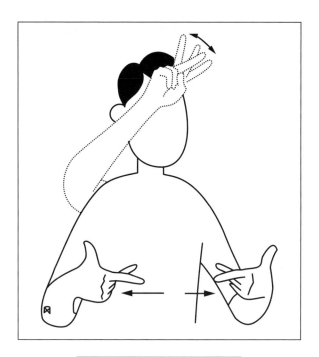

Sinal de Inseto

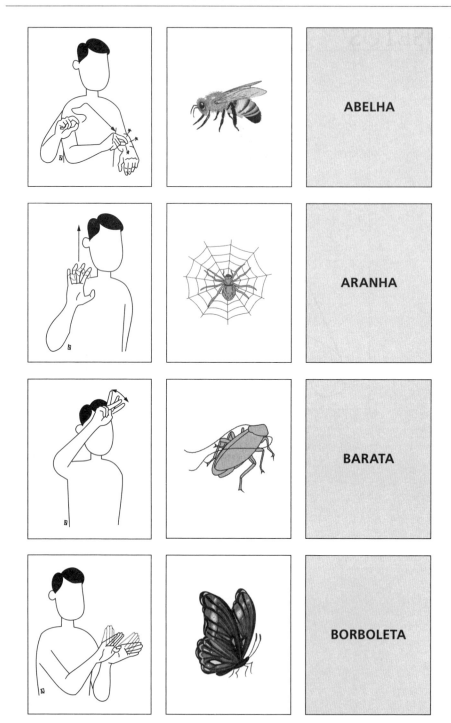

Unidade II – Insetos 129

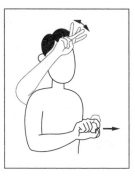 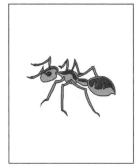 FORMIGA

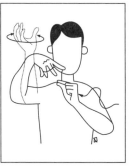 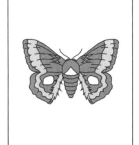 MARIPOSA

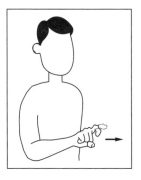 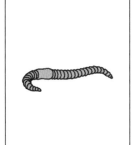 MINHOCA

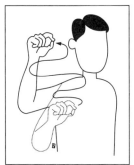 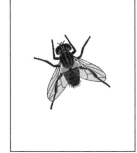 MOSCA

130 Atividades Ilustradas em Sinais da Libras

Exercícios

1. Organize as letras e escreva a palavra observando o sinal.

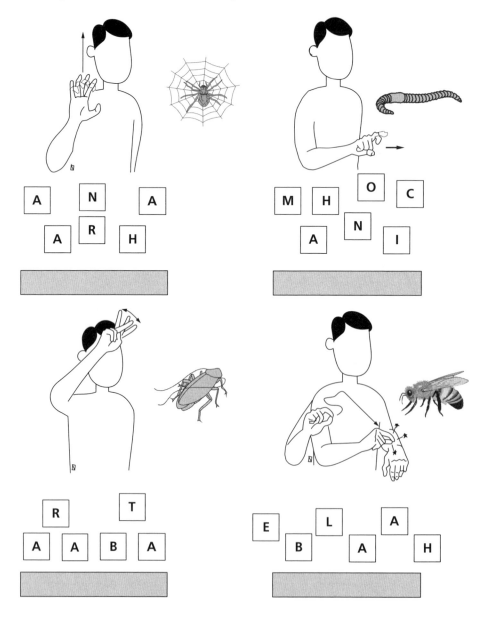

UNIDADE II – INSETOS   131

2. Coloque **V** para verdadeiro ou **F** para falso.

( ) 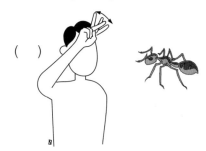   ( )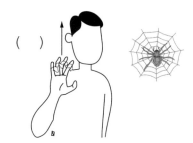

3. Caça-palavras.

 BORBOLETA 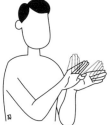   **MOSCA**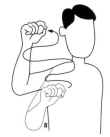

 MARIPOSA 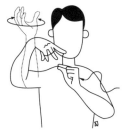   **FORMIGA**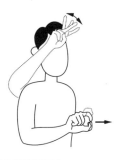

M	A	R	I	P	O	S	A	Y	U	U	F
O	Q	P	A	R	S	F	D	S	O	Z	O
S	Q	P	U	E	G	O	F	G	H	S	R
C	A	R	H	P	O	S	I	B	N	D	M
A	Q	S	G	R	R	O	T	E	Y	F	I
Q	T	Y	O	I	Ç	S	C	B	K	V	G
W	E	R	B	O	R	B	O	L	E	T	A

132   Atividades Ilustradas em Sinais da Libras

4. Coloque as iniciais das figuras abaixo nos respectivos lugares e pratique os sinais.

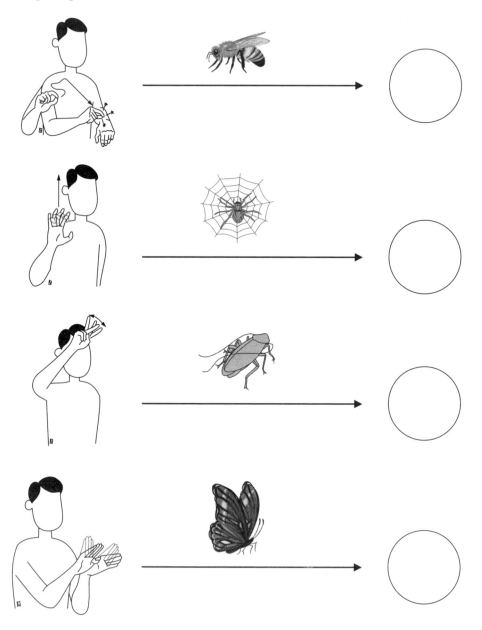

UNIDADE III

ALIMENTOS	135
DOCES	155
FRUTAS	162
BEBIDAS	168
NATUREZA	173
MATÉRIAS	185

ELIZABETH CREPALDI DE ALMEIDA
PATRÍCIA MOREIRA DUARTE
MARINA BERGANTIN

ALIMENTOS

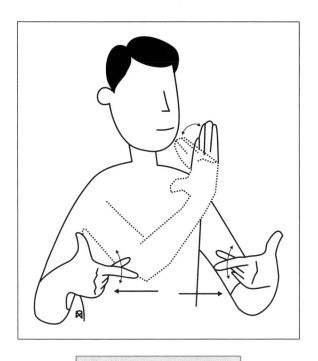

Sinal de Alimento

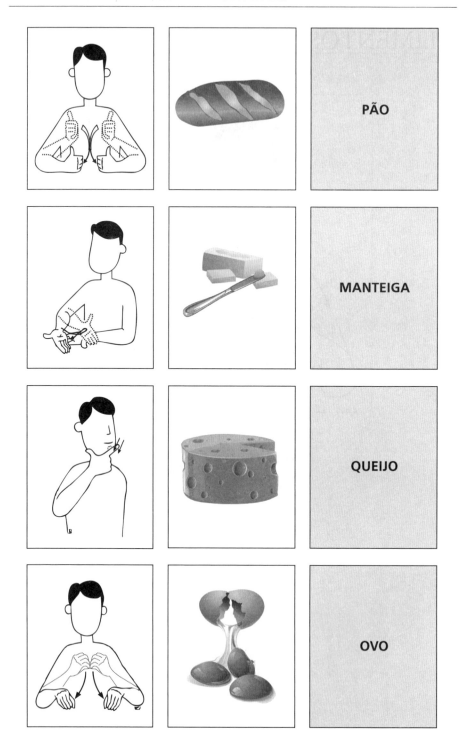

UNIDADE III – ALIMENTOS   137

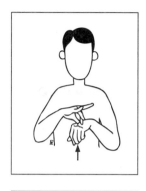	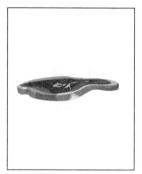	CARNE
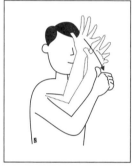	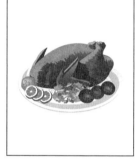	FRANGO
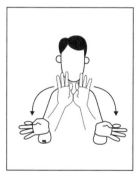	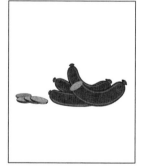	LINGUIÇA
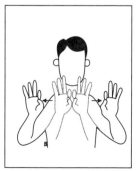	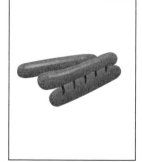	SALSICHA

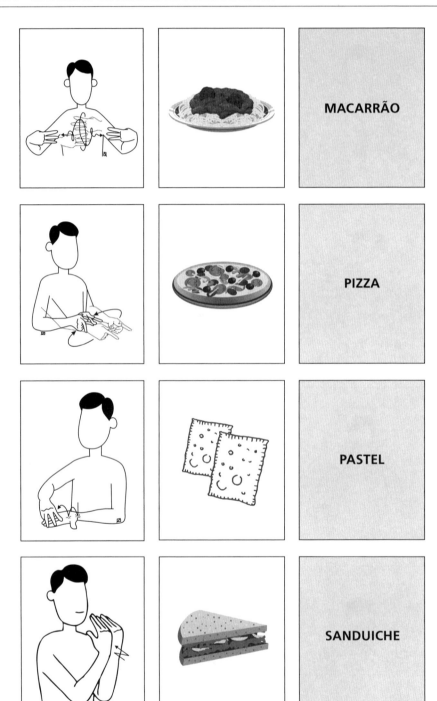

Unidade III – Alimentos   139

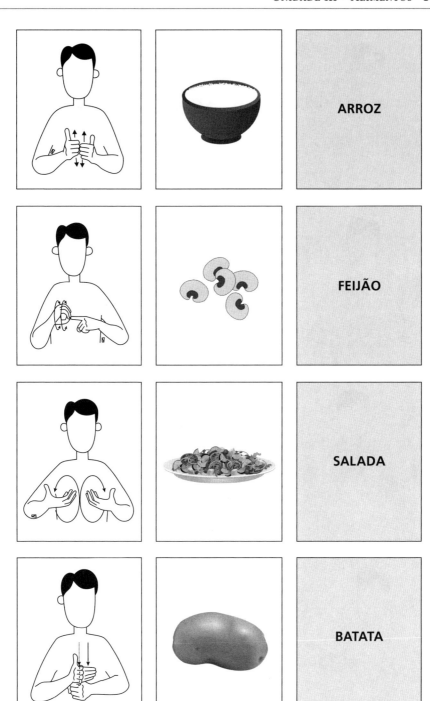

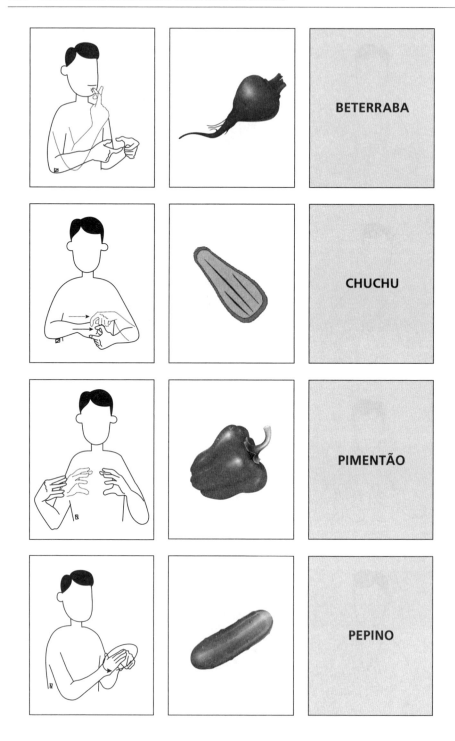

Unidade III – Alimentos

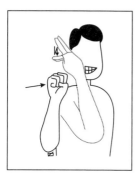 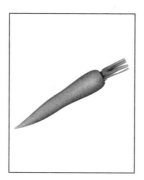 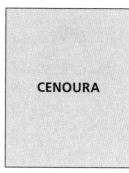
CENOURA

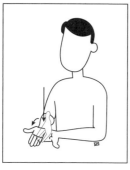 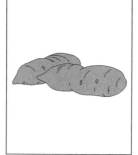 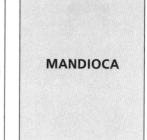
MANDIOCA

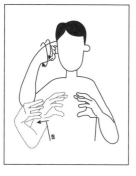 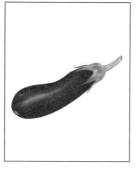 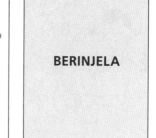
BERINJELA

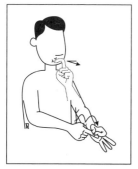 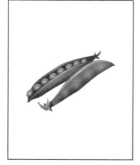 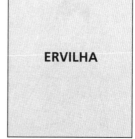
ERVILHA

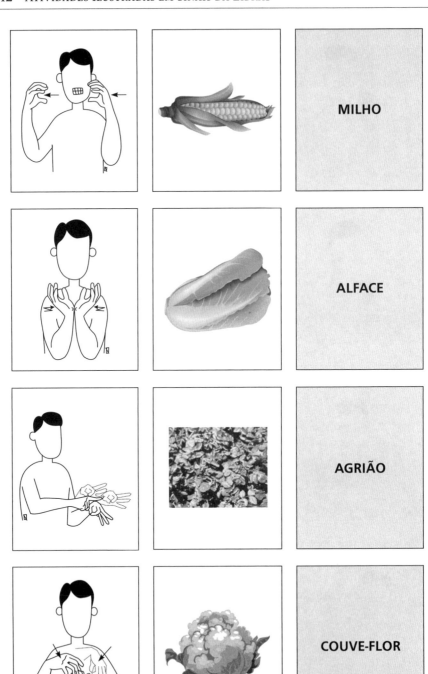

Unidade III – Alimentos   143

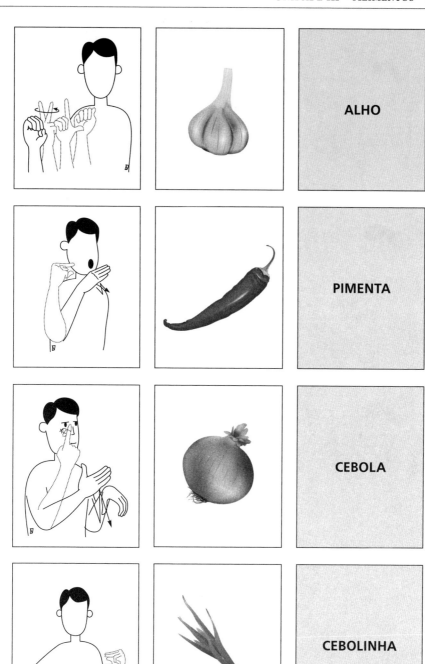

144 Atividades Ilustradas em Sinais da Libras

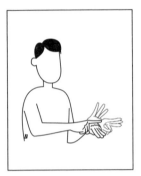 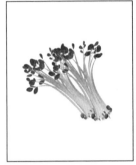 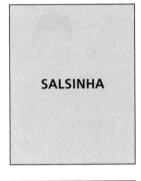

SALSINHA

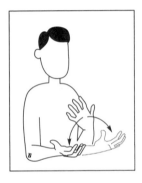 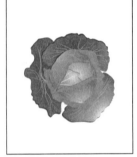 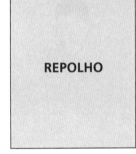

REPOLHO

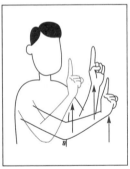 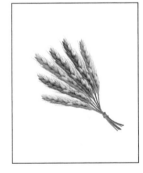 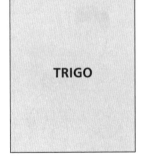

TRIGO

Exercícios

1. Circule os alimentos que você mais gosta e ligue-os ao seu sinal.

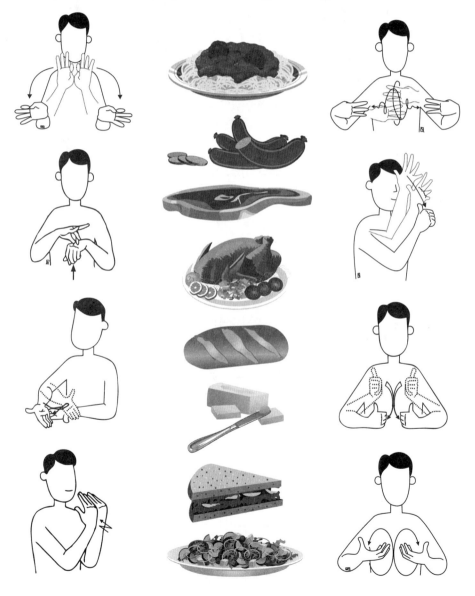

2. Escreva o nome das figuras e pratique os sinais da Língua de Sinais.

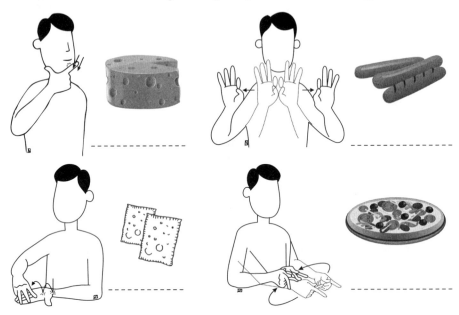

3. Cruzadinhas.

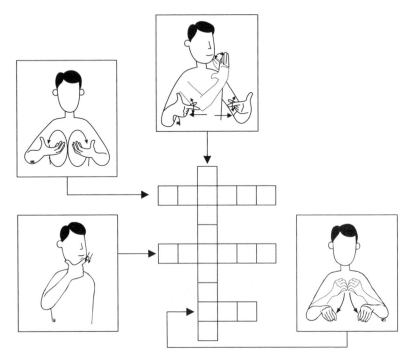

Unidade III – Alimentos 147

4. Circule a figura que não combina e escreva o nome do elemento circulado.

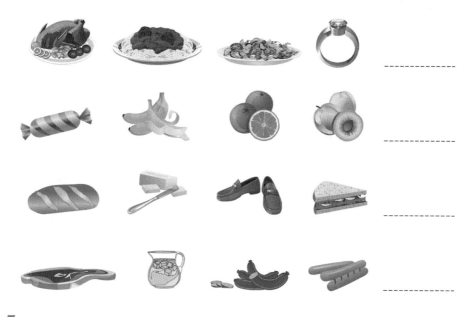

5. Circule o sinal que não combina e escreva o nome do elemento circulado.

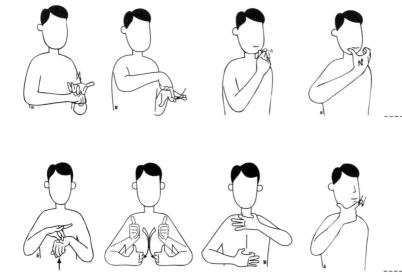

Legumes

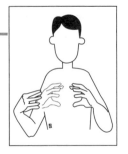

6. Ligue o nome do legume ao seu sinal e desenho, utilizando cores diferentes para ligar cada um deles.

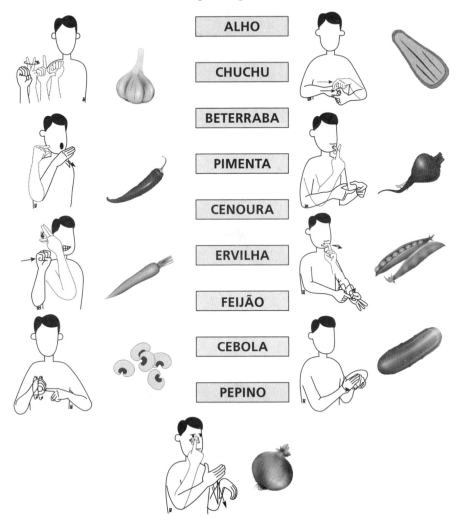

UNIDADE III – ALIMENTOS 149

7. Olhe o sinal, e marque o desenho correspondente e, em seguida, escreva a palavra.

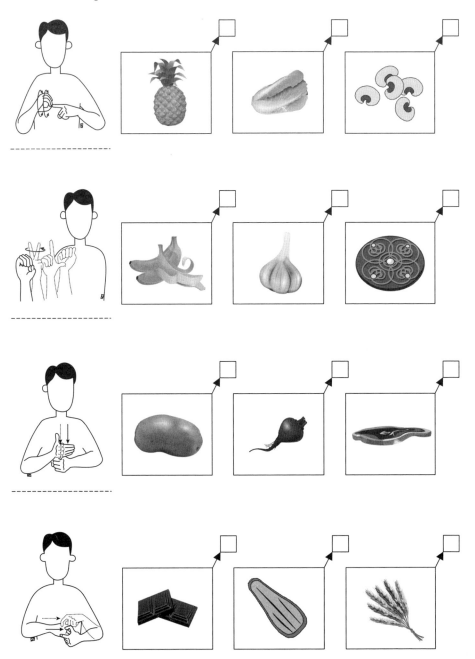

8. Recorte e cole os sinais que correspondem aos legumes desenhados.

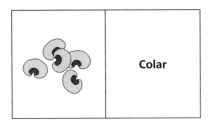

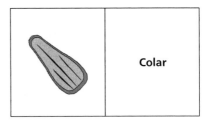

Recorte (Utilize estes sinais, sugerindo jogos como memória)

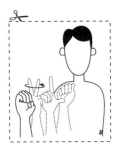
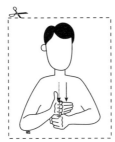
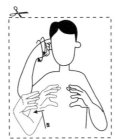
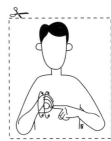

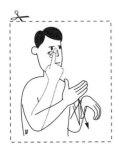
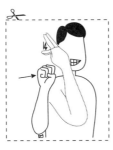
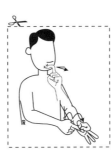
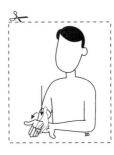

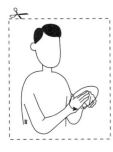
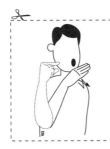
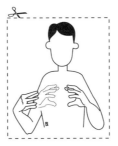
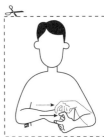

Verduras e Cereais

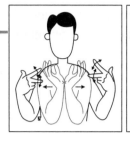
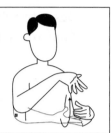

9. Olhe o desenho com o seu sinal e ordene a escrita.

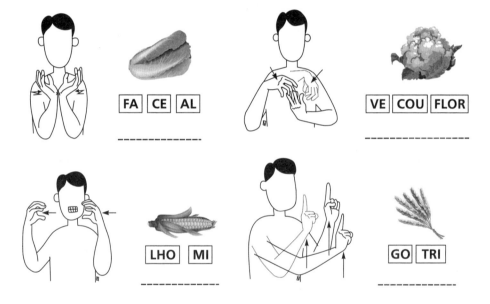

| FA | CE | AL |

| VE | COU | FLOR |

| LHO | MI |

| GO | TRI |

10. Faça um círculo nas verduras, um quadrado nos cereais, pinte os desenhos e escreva o nome de cada um deles.

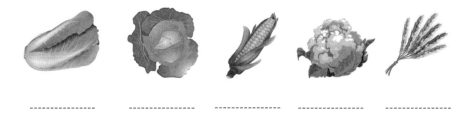

154 ATIVIDADES ILUSTRADAS EM SINAIS DA LIBRAS

11. Desembaralhe as letras e descubra os sinais a que se referem. Procure uma dica nos desenhos abaixo.

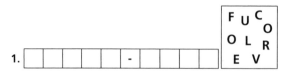

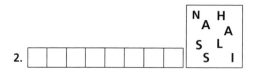

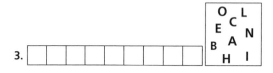

12. Numere 1, 2 e 3 de acordo com os vocábulos descobertos na atividade anterior.

( )   ( )   ( )

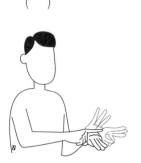
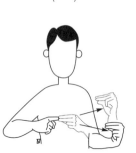
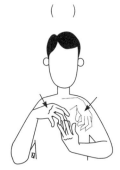

DOCES

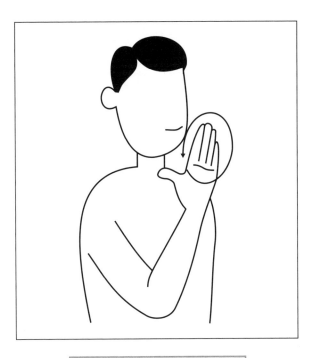

Sinal de Doce/Açúcar

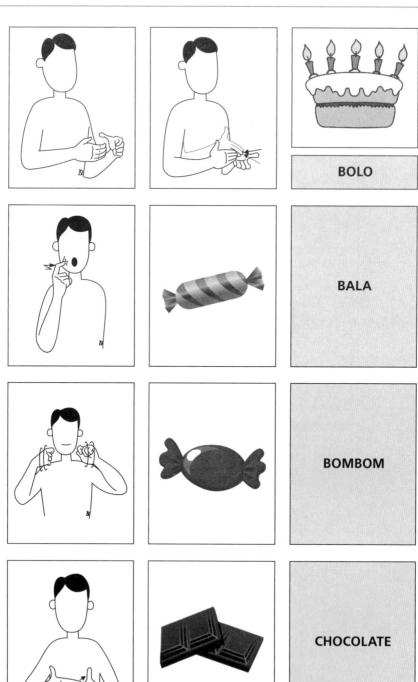

UNIDADE III – DOCES   157

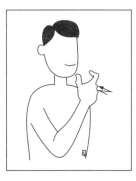 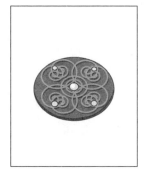 BISCOITO BOLACHA

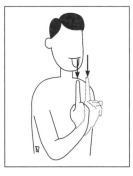 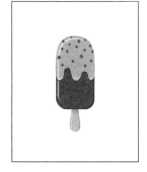 PICOLÉ

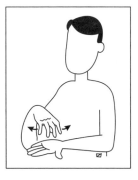 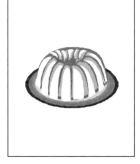 GELATINA

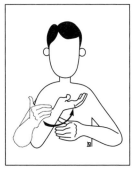 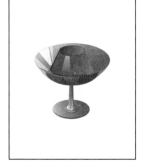 PUDIM

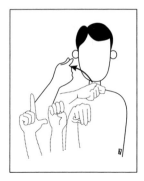 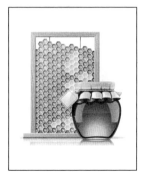 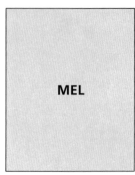

Unidade III – Doces 159

Exercícios

1. Ligue o sinal à palavra e a palavra ao desenho.

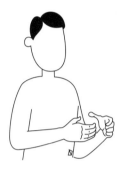 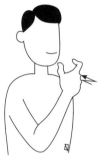 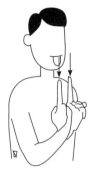 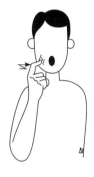

| PICOLÉ | BALA | BOLO | BISCOITO |

2. Descubra o sinal correspondente ao desenho e assinale a alternativa correta.

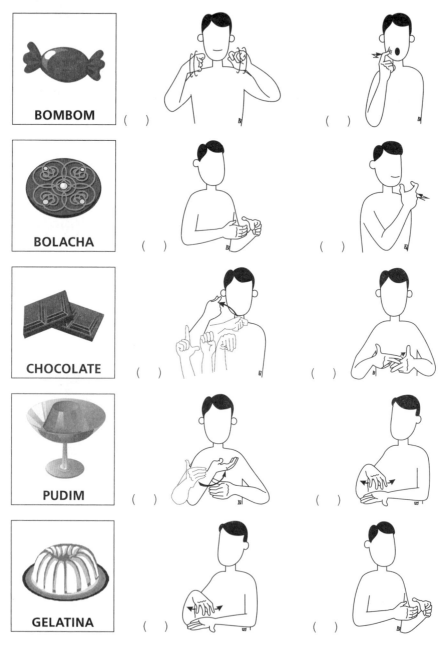

3. Complete o desenho, escreva seu nome e faça o sinal.

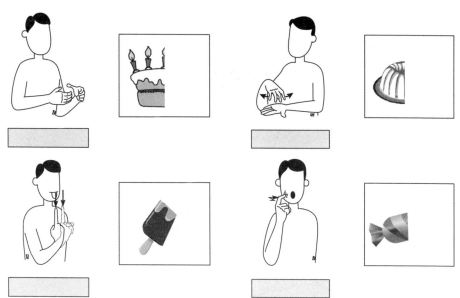

4. Complete com **F** para Falso e **V** para Verdadeiro.

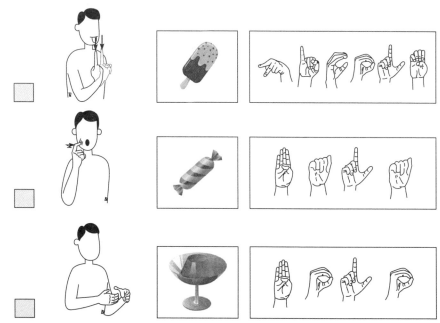

FRUTAS

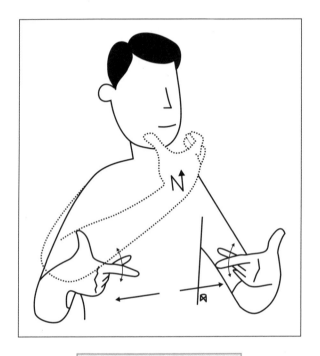

Sinal de Fruta

Unidade III – Frutas

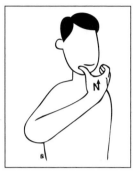 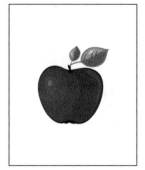 MAÇÃ

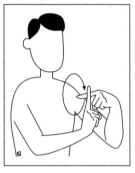 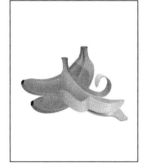 BANANA

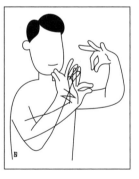 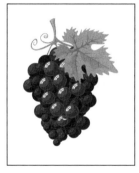 UVA

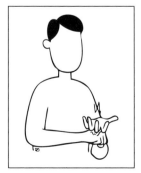 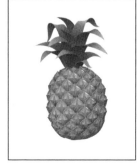 ABACAXI

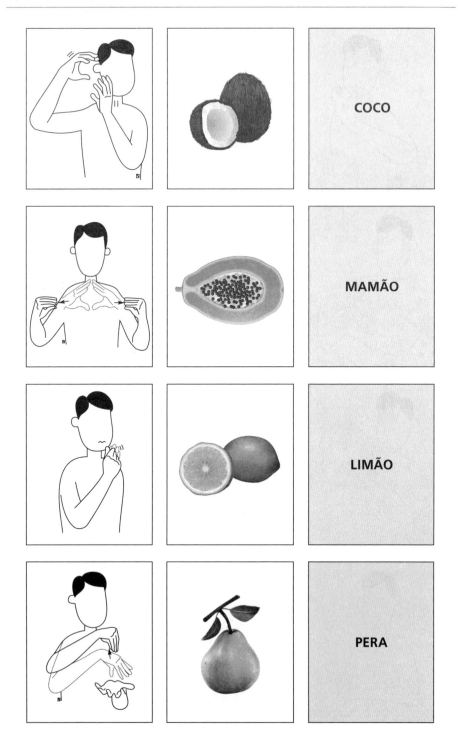

Unidade III – Frutas 165

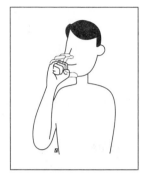 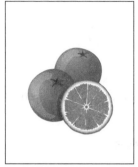 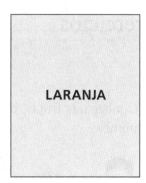

Exercícios

1. Conheça as frutas, os sinais e escreva em português os respectivos nomes.

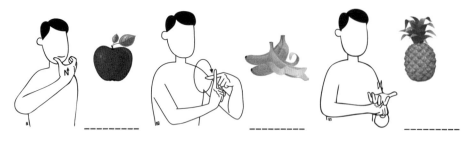

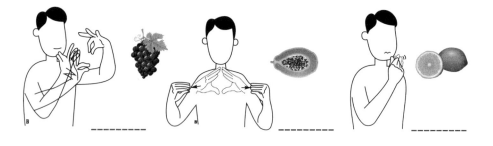

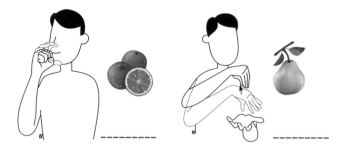

UNIDADE III – FRUTAS   167

2. Desembaralhe as letras e encontre o nome das frutas.

V	A	U		B	A	N	A	A	N

L	A	A	J	R	N	A

M	Ç	Ã	A		M	Ã	O	M	A

R	E	P	A		M	I	L	Ã	O

3. Encontre o caminho.

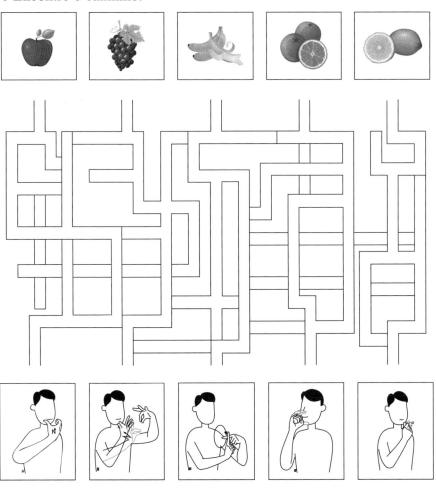

BEBIDAS

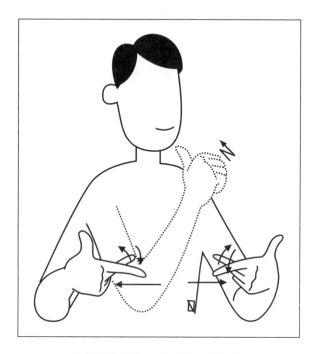

Sinal de Bebida

UNIDADE III – Bebidas 169

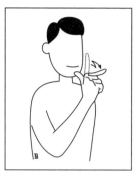	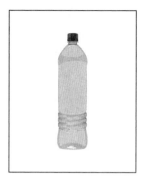	ÁGUA
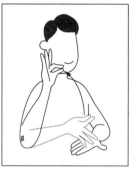	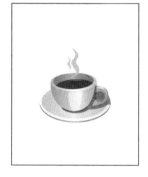	CAFÉ
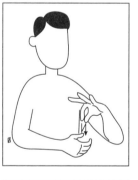	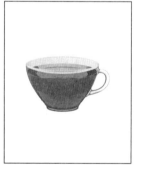	CHÁ
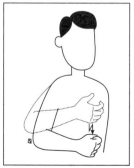	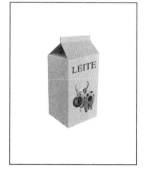	LEITE

UNIDADE III

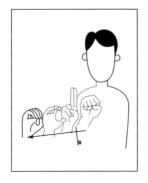 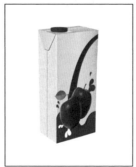 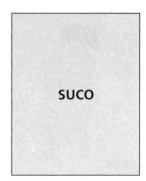

SUCO

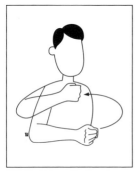 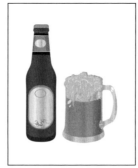 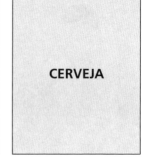

CERVEJA

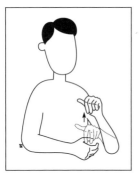 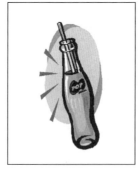 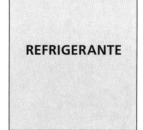

REFRIGERANTE

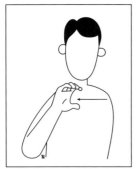 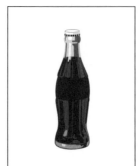 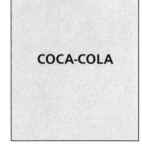

COCA-COLA

Unidade III – Bebidas 171

Exercícios

1. Ligue o nome da bebida ao seu sinal e desenho, utilizando diferentes cores.

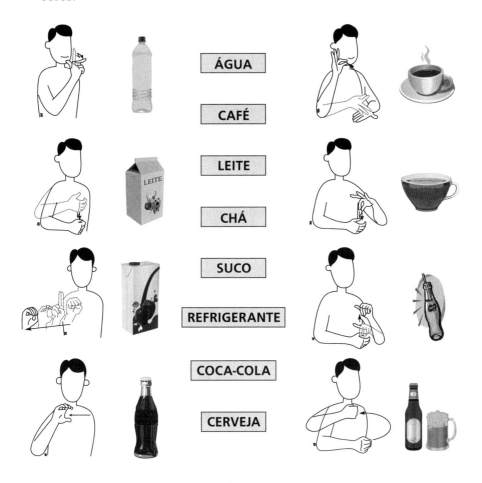

2. Pinte a palavra que corresponde ao sinal.

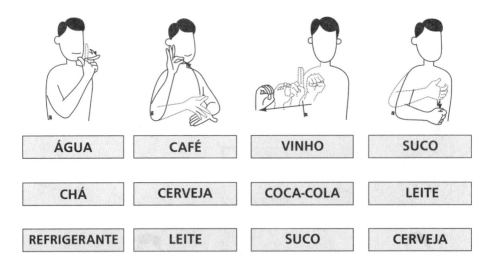

3. Escreva o nome de cada uma das bebidas, soletre-os pelo alfabeto manual e pratique o sinal.

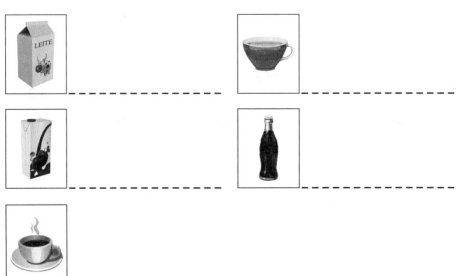

NATUREZA

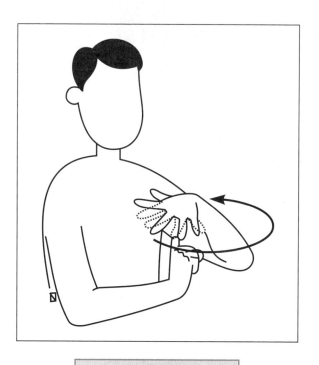

Sinal de Natureza

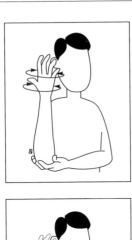 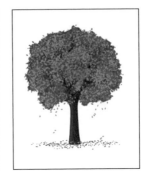 ÁRVORE

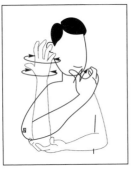 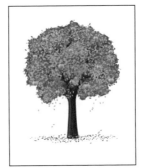 MACIEIRA

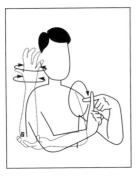 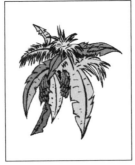 BANANEIRA

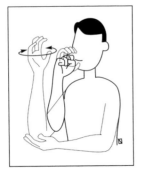 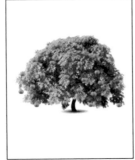 LARANJEIRA

Unidade III – Natureza   175

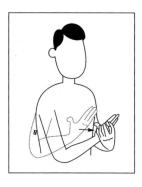 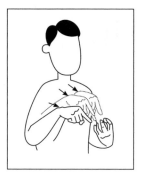 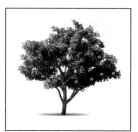

GOIABEIRA

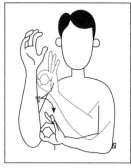 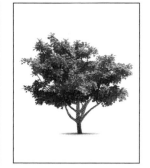

JABUTICABEIRA

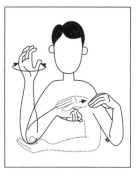 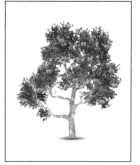

PESSEGUEIRO

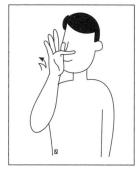 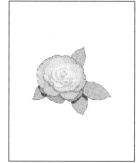

FLOR

176 Atividades Ilustradas em Sinais da Libras

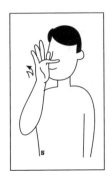 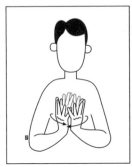 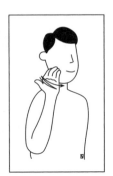 

ROSA

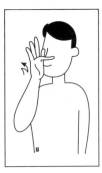 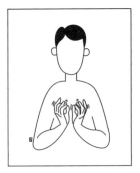 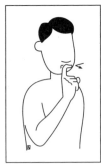 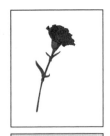

CRAVO

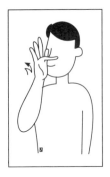 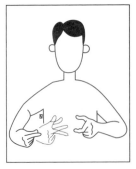 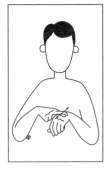 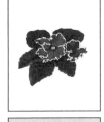

VIOLETA

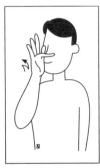 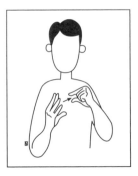 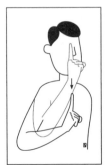 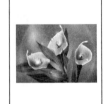

COPO-DE-LEITE

UNIDADE III – NATUREZA 177

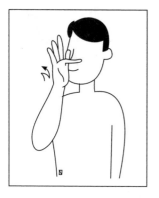 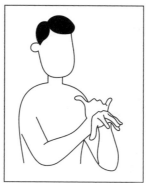 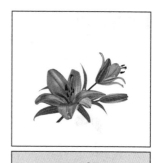

ORQUÍDEA

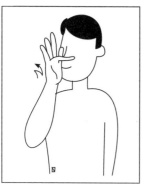 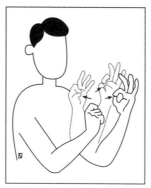 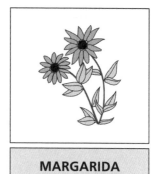

MARGARIDA

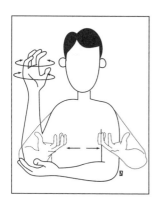 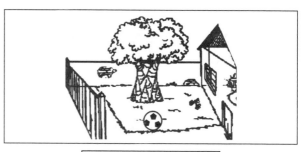

JARDIM

Exercícios

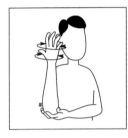 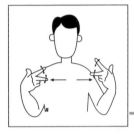 Árvores

1. Faça um círculo ao redor da palavra que corresponde à figura e ao sinal.

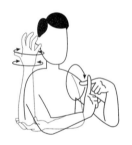 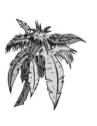 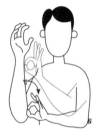 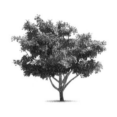

BANANEIRA   LARANJEIRA

GOIABEIRA   MACIEIRA

PESSEGUEIRO   JABUTICABEIRA

UNIDADE III – NATUREZA   179

2. Desembaralhe as letras e forme as palavras correspondentes ao sinal.

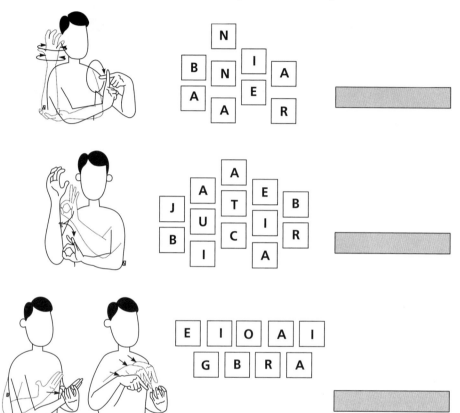

3. Ligue o sinal à árvore correspondente.

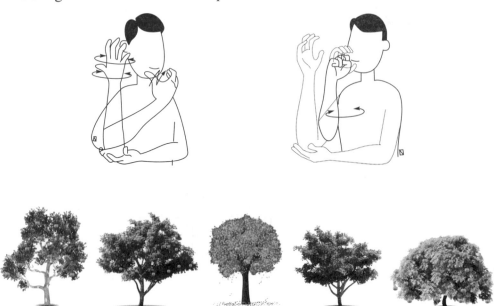

4. Encontre os nomes das figuras e, em seguida, faça o seu sinal.

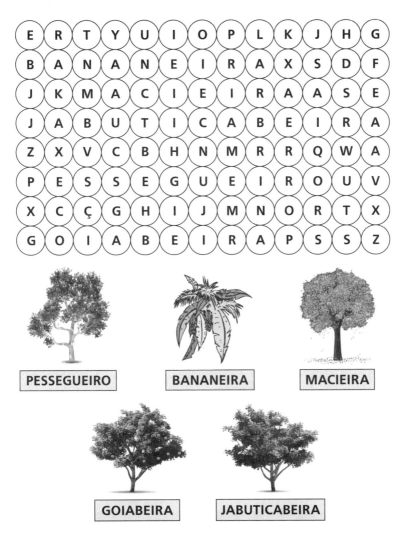

Flores

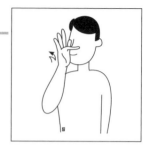

5. Ajude o jardineiro a encontrar o caminho até o jardim.

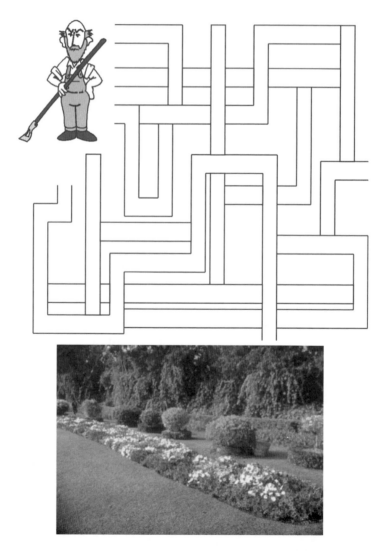

6. Escreva o nome das flores e pratique o sinal.

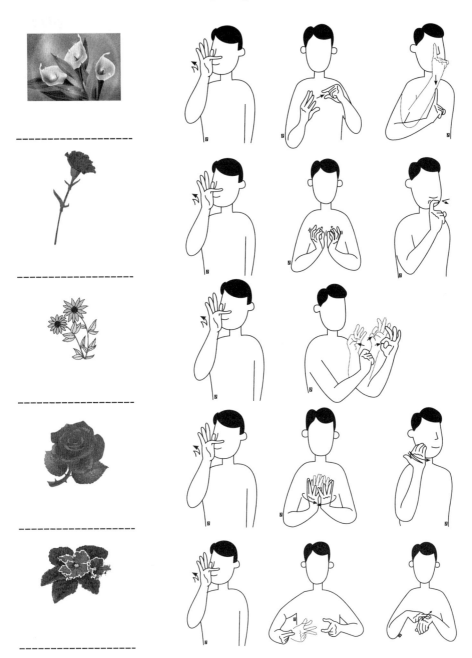

184 ATIVIDADES ILUSTRADAS EM SINAIS DA LIBRAS

7. Ligue cada uma das flores ao sinal correspondente.

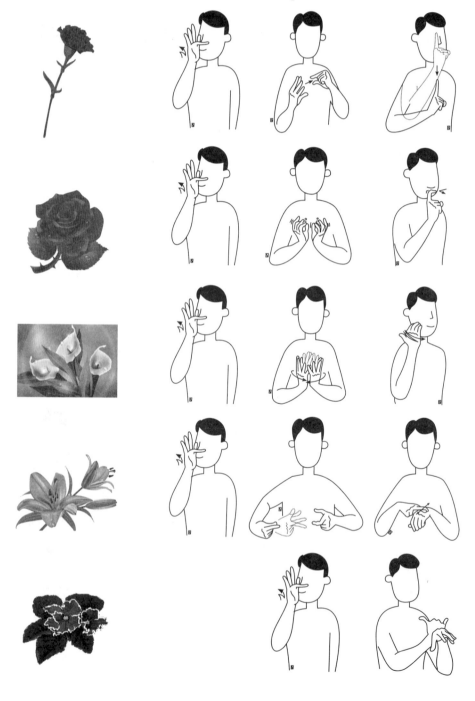

MATÉRIAS

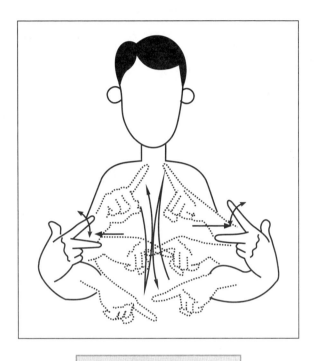

Sinal de Matéria

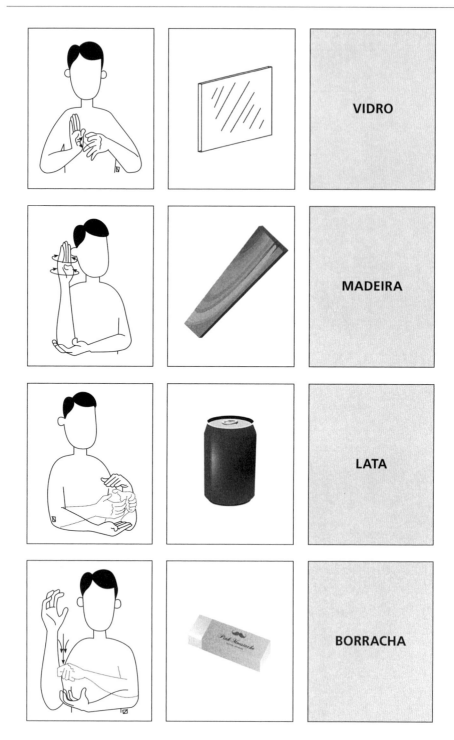

Unidade III – Matérias 187

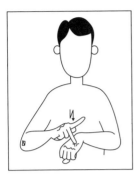 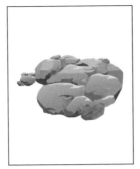 PEDRA

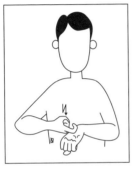 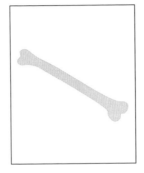 OSSO

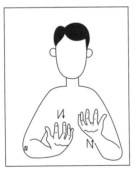  FOGO

Exercícios

1. Ligue os desenhos aos sinais correspondentes.

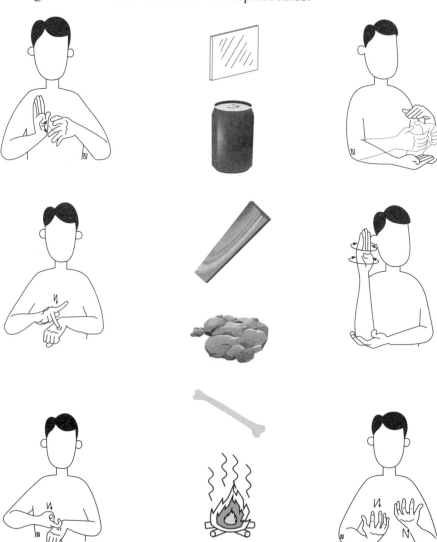

UNIDADE III – MATÉRIAS   189

2. De acordo com o sinal, desembaralhe as letras e forme palavras.

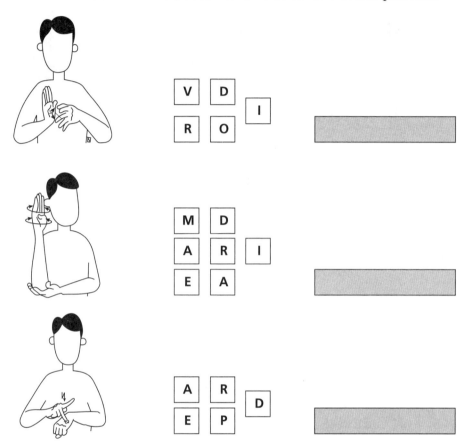

3. Pense e responda.
Quais os materiais utilizados para fazer as portas e as janelas de sua casa?
_____
_____

4. Caça-palavras.

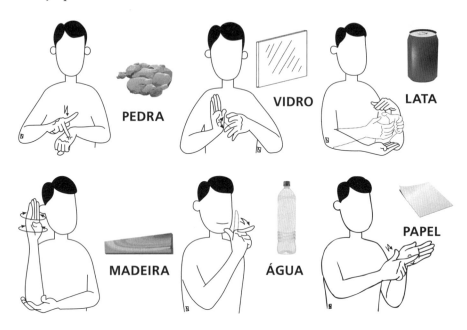

Q	W	E	R	T	Y	U	I	O	P	A	V
S	A	D	E	F	P	A	P	E	L	G	I
H	G	J	K	L	E	Ç	Z	X	C	V	D
B	U	N	M	A	D	E	I	R	A	M	R
Q	A	A	Z	W	R	S	X	E	D	C	O
R	F	L	A	T	A	V	T	G	B	Y	H
N	U	J	M	I	K	O	L	P	Ç	A	E

UNIDADE IV

Esportes	193
Profissões	199
Comércio	205
Brinquedos	211
Jogos	216
Instrumentos Musicais	221
Transportes	227
Ferramentas	232
Armas	238

Elizabeth Crepaldi de Almeida
Patrícia Moreira Duarte
Lídia Lange

ESPORTES

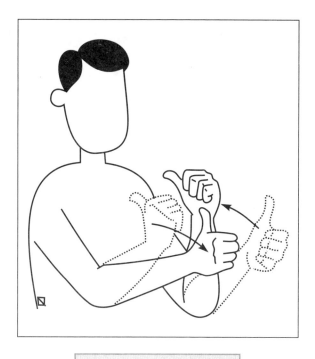

SINAL DE ESPORTE

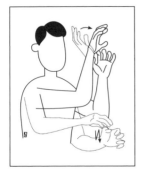	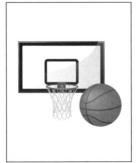	BASQUETE
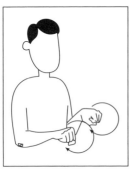	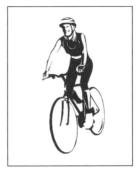	CICLISMO
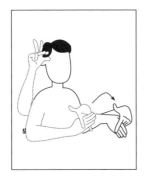	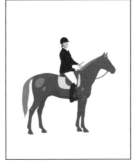	HIPISMO
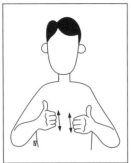	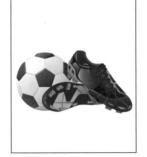	FUTEBOL

UNIDADE IV – ESPORTES 195

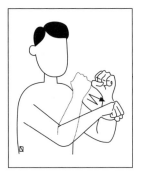 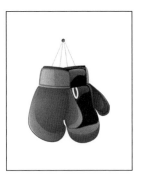 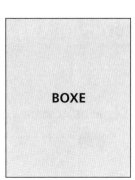

BOXE

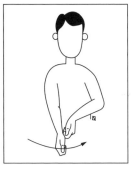 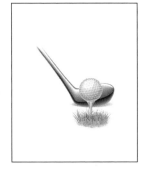 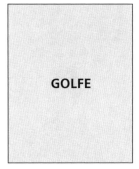

GOLFE

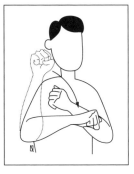 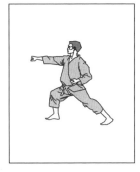 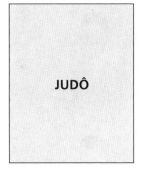

JUDÔ

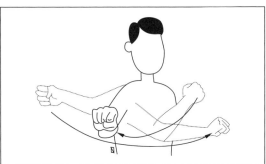 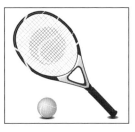

TÊNIS

Exercícios

1. Ligue os desenhos aos sinais correspondentes.

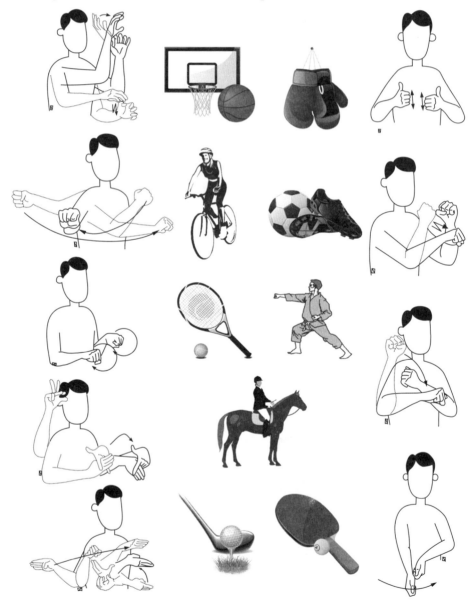

2. Cruzadinha.

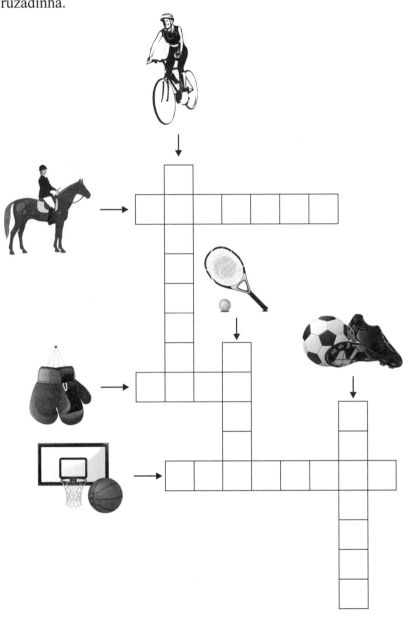

3. Você pratica esporte? _____
Qual o nome do esporte que você pratica? _____.

4. Copie as frases substituindo o sinal pela palavra correspondente.

Pelé é o maior jogador de 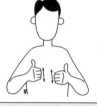 de todos os tempos.

_____

Carlos comprou um quimono para aprender 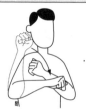.

_____

O Guga é um grande jogador de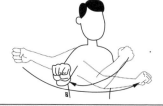

_____

O 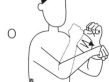 no Brasil é praticado pelo atléta Popó.

_____

Hortência e Oscar foram grandes jogadores de 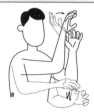.

_____

PROFISSÕES

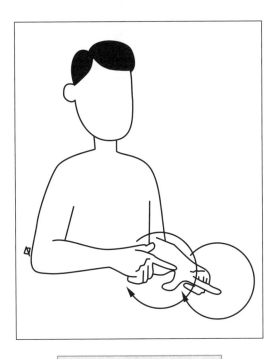

Sinal de Profissão

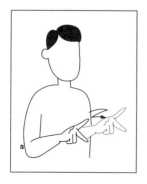 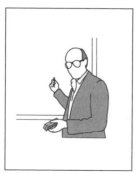 **PROFESSOR**

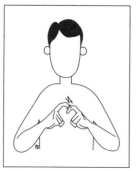 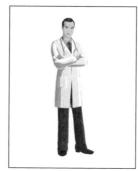 **MÉDICO**

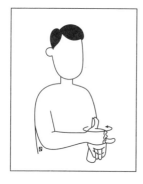 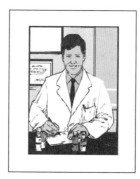 **FAMACÊUTICO**

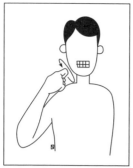 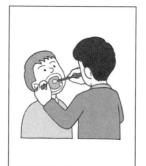 **DENTISTA**

Unidade IV – Profissões 201

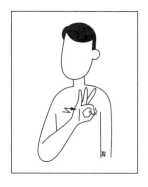 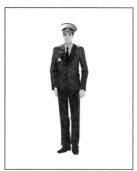 POLICIAL

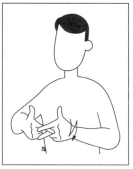 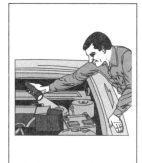 MECÂNICO

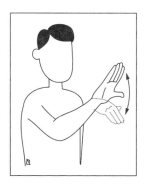 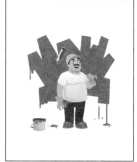 PINTOR

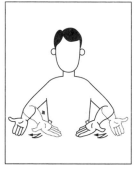 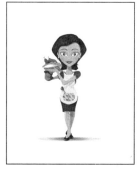 EMPREGADA

UNIDADE IV

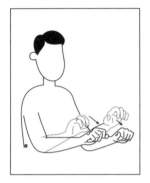  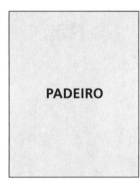

UNIDADE IV – PROFISSÕES   203

Exercícios

1. Ligue os desenhos aos seus nomes e sinais.

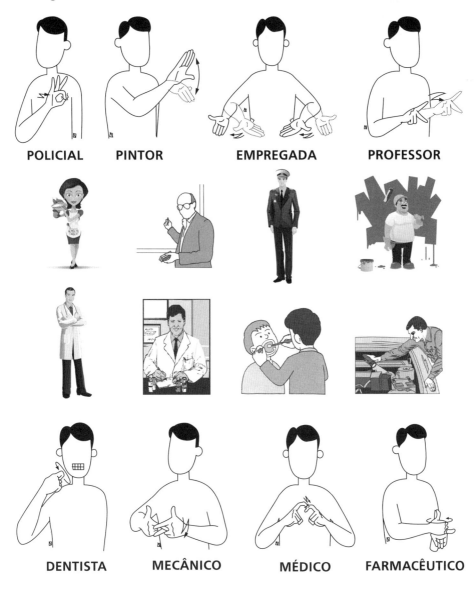

2. Coloque V para verdadeiro e F para falso.

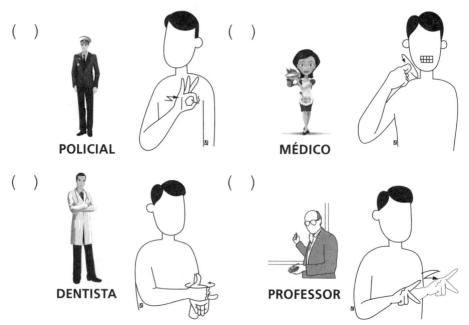

3. Cruzadinha.

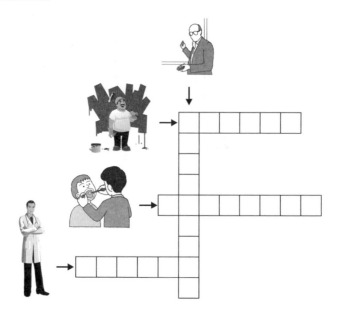

COMÉRCIO

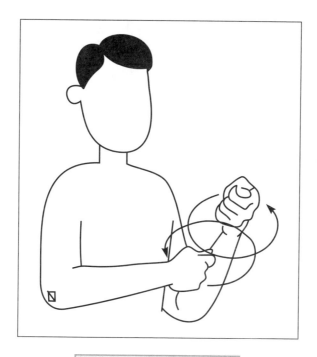

Sinal de Comércio

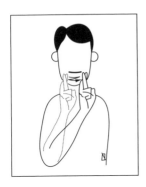	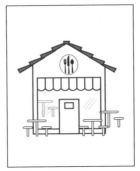	**RESTAURANTE**
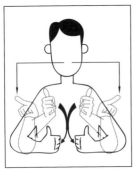	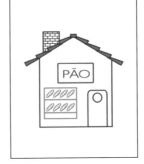	**PADARIA**
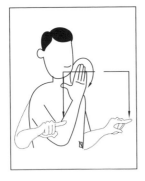	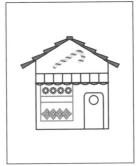	**DOCERIA**
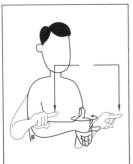	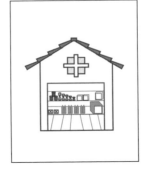	**FARMÁCIA**

Unidade IV – Comércio 207

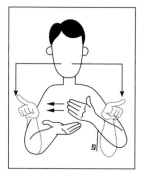 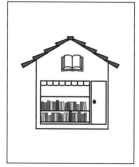 **LIVRARIA**

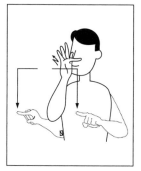 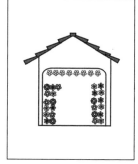 **FLORICULTURA**

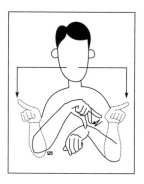 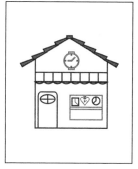 **RELOJOARIA**

UNIDADE IV

Exercícios

1. Faça a correspondências das casas comerciais com os produtos que contêm nelas.

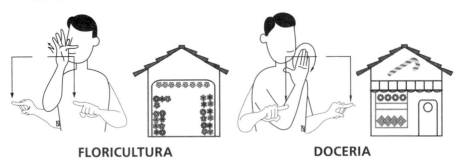

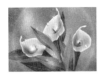
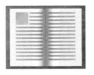
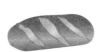
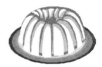

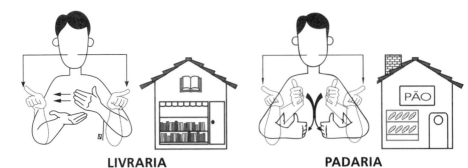

2. Pinte os desenhos, escreva o nome das casas comerciais e pratique os sinais.

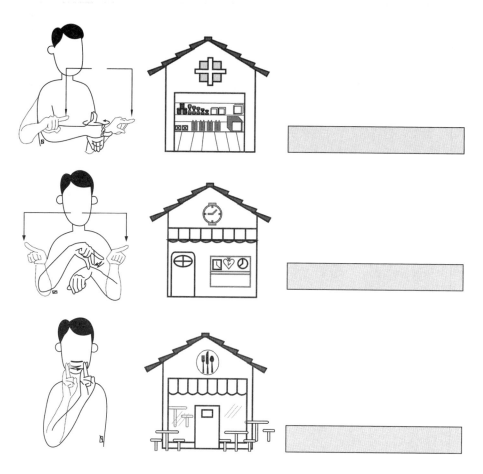

3. Faça um desenho da casa comercial onde se compra o pão.

BRINQUEDOS

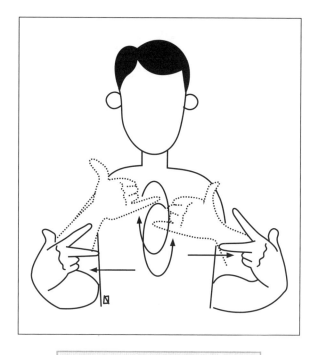

SINAL DE BRINCAR E VÁRIOS

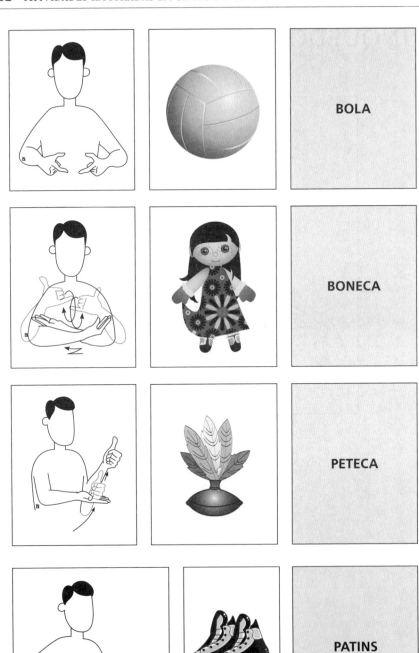

UNIDADE IV – BRINQUEDOS 213

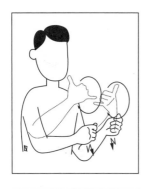 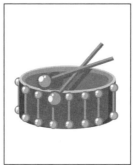 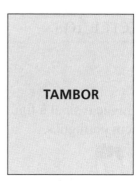

TAMBOR

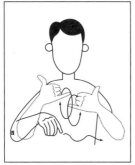 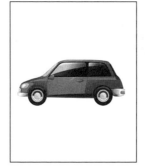 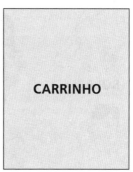

CARRINHO

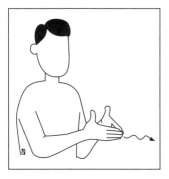 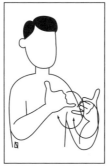 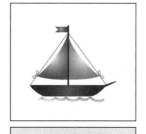

BARQUINHO

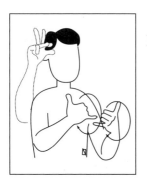 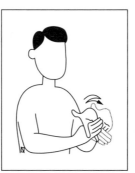 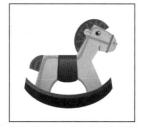

CAVALINHO

UNIDADE IV

Exercícios

1. Ligue o sinal à figura correspondente e observe como se escreve em português.

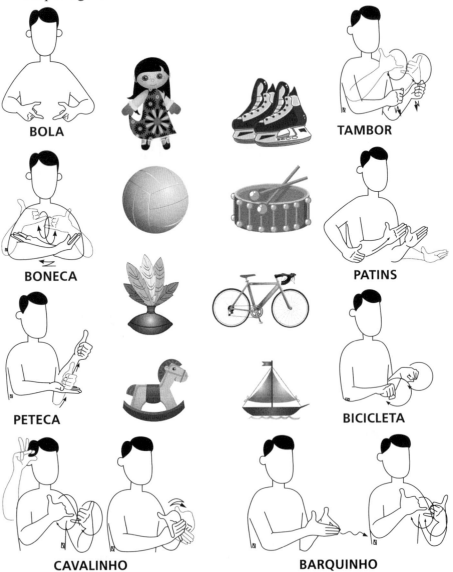

UNIDADE IV – BRINQUEDOS   215

2. Circule a figura que não combina com os outros elementos e escreva, no espaço indicado, o nome do desenho circulado.

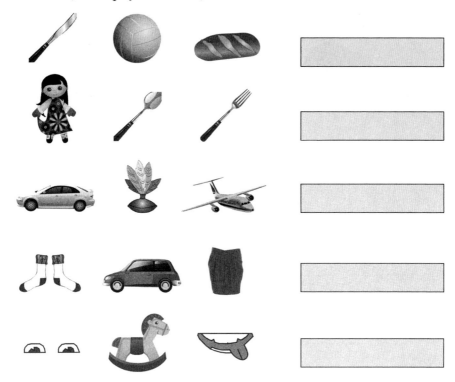

3. Encontre o caminho.

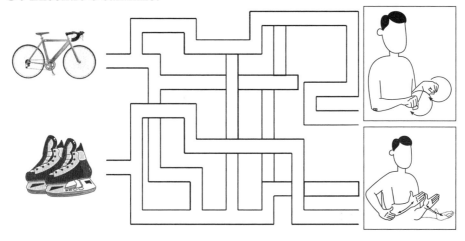

JOGOS

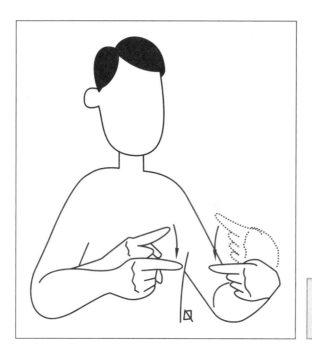

SINAL DE JOGO

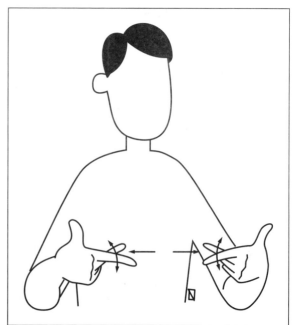

SINAL DE VÁRIOS

Unidade IV – Jogos 217

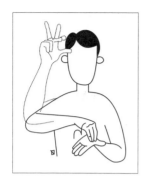 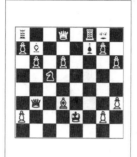

XADREZ

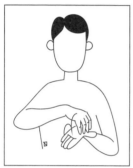 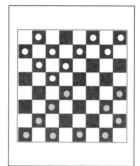

DAMA

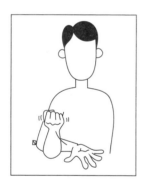 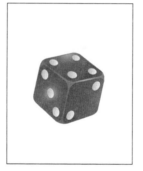

DADO

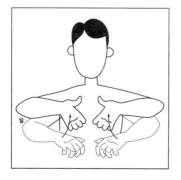 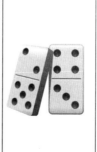

DOMINÓ

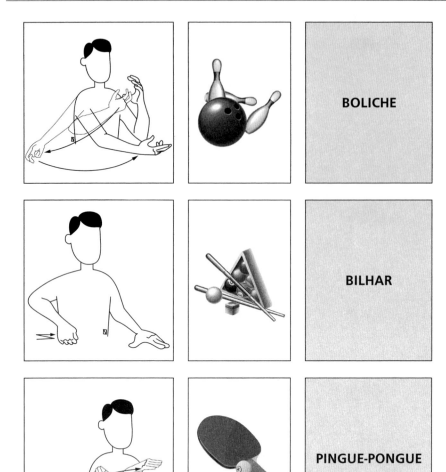

Unidade IV – Jogos   219

Exercícios

1. Escreva no espaço indicado o nome das figuras e, em seguida, circule aquelas que não estão relacionadas aos jogos.

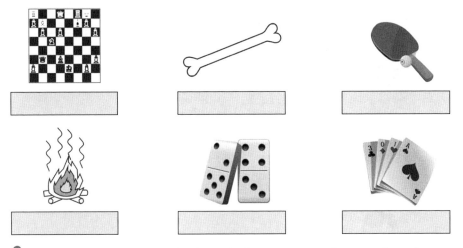

2. Coloque a letra indicada de cada figura em seu lugar e descubra o nome de um jogo.

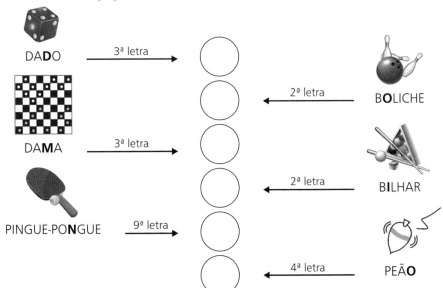

3. De acordo com o sinal, desembaralhe as letras e forme palavras.

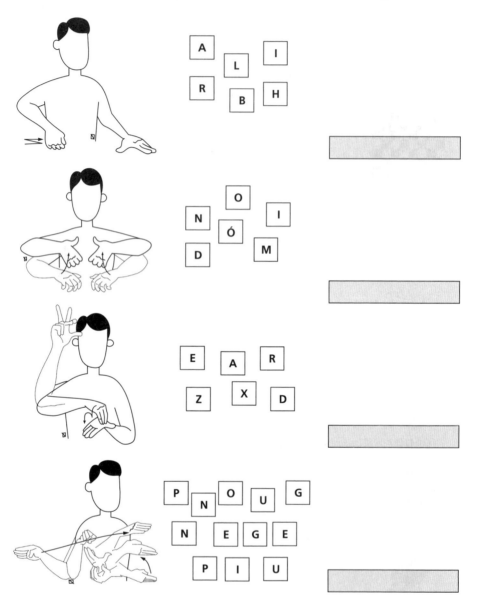

INSTRUMENTOS MUSICAIS

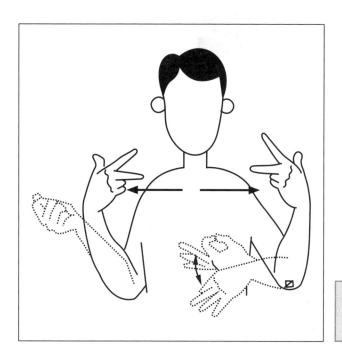

Sinal de Instrumento

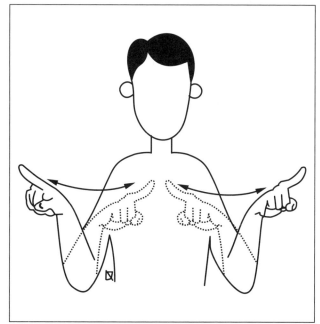

Sinal de Música

222 ATIVIDADES ILUSTRADAS EM SINAIS DA LIBRAS

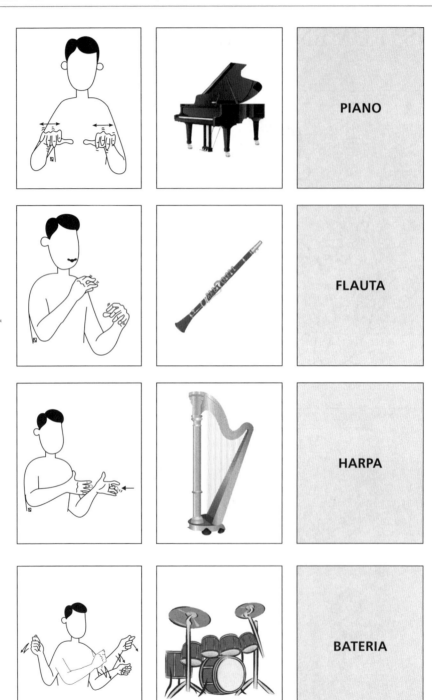

UNIDADE IV – INSTRUMENTOS MUSICAIS 223

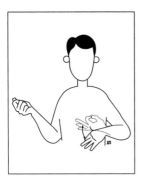 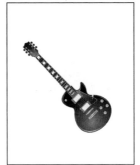 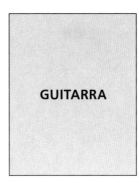

GUITARRA

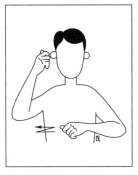 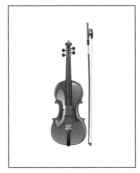 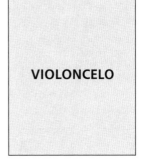

VIOLONCELO

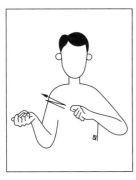 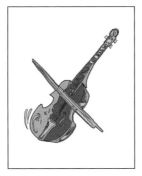 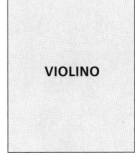

VIOLINO

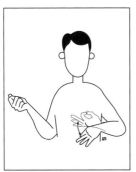 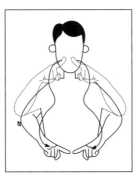 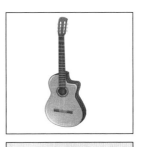

VIOLÃO

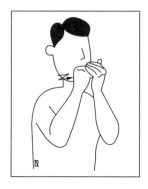 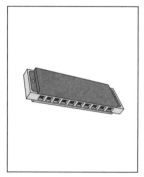 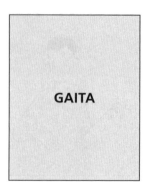

UNIDADE IV – INSTRUMENTOS MUSICAIS   225

Exercícios

1. Ligue os desenhos aos seus nomes e sinais.

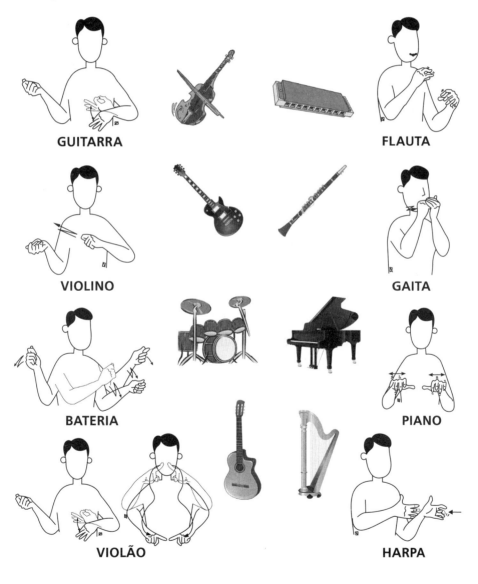

2. Coloque a letra indicada de cada figura em seu lugar e descubra o nome de um instrumento musical.

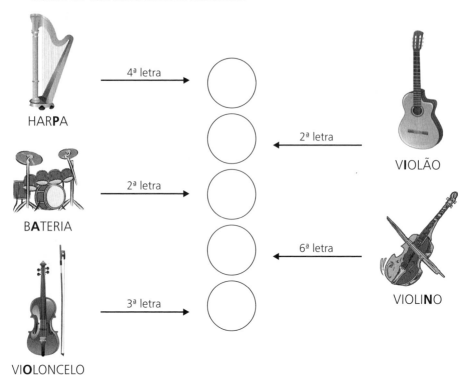

3. De acordo com o sinal, desembaralhe as letras e descubra o nome do instrumento musical.

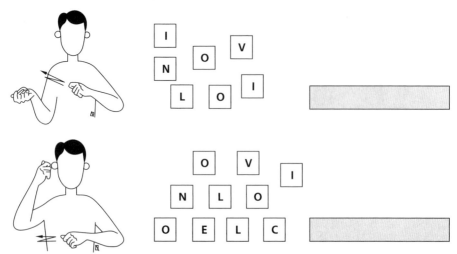

TRANSPORTES

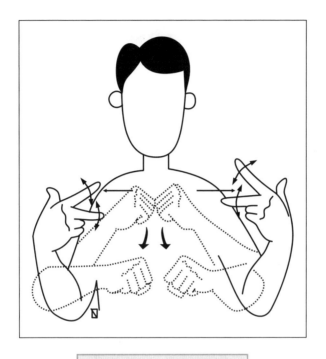

Sinal de Transporte

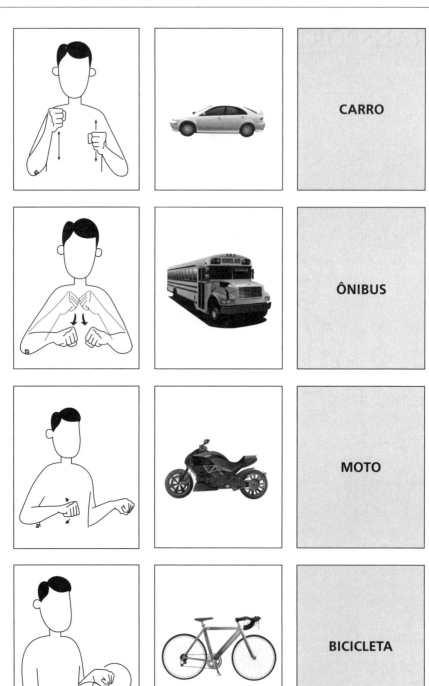

Unidade IV – Transportes

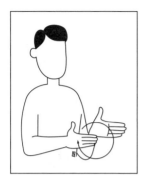 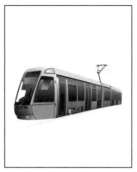 TREM

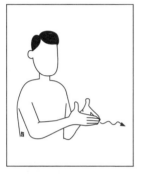 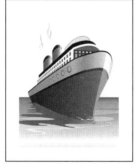 NAVIO

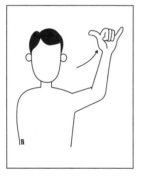 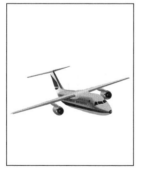 AVIÃO

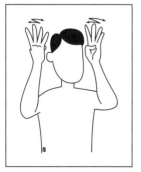 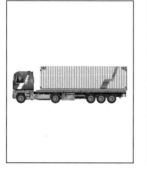 CAMINHÃO

230 Atividades Ilustradas em Sinais da Libras

Exercícios

1. Olhe os sinais, veja o que eles significam e, em seguida, procure as palavras no caça-palavras.

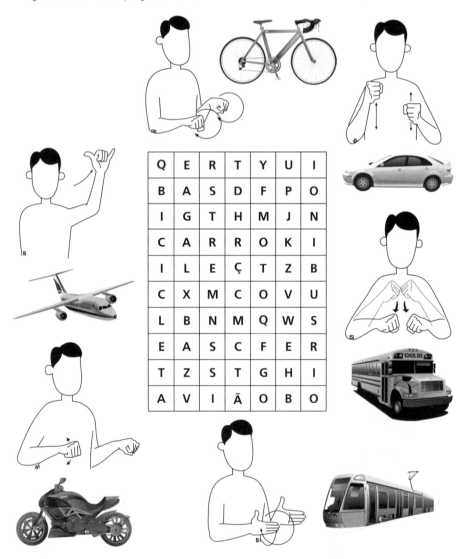

Unidade IV – Transportes   231

2. Ligue os desenhos à escrita correspondente e pratique os sinais.

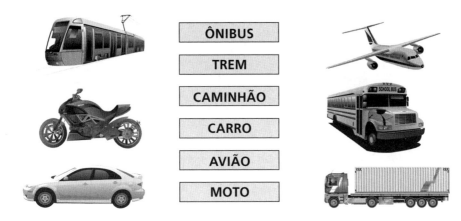

3. Escreva o que cada desenho significa.

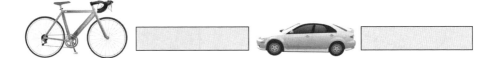

4. Qual meio de transporte você usa para ir à escola?
Assinale o sinal correspondente.

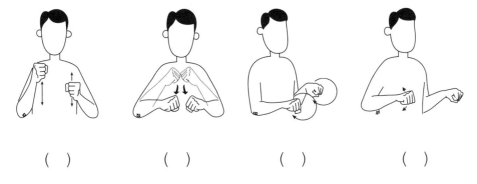

( )   ( )   ( )   ( )

FERRAMENTAS

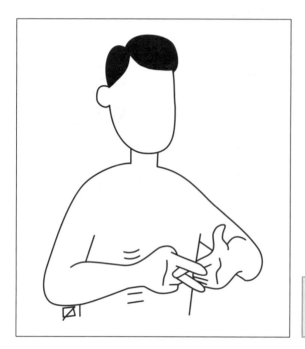

Sinal de Ferramenta

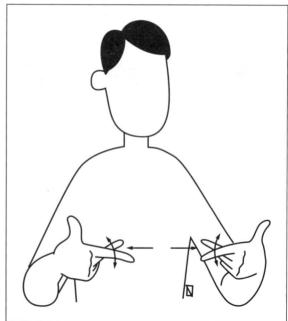

Sinal de Vários

UNIDADE IV – FERRAMENTAS 233

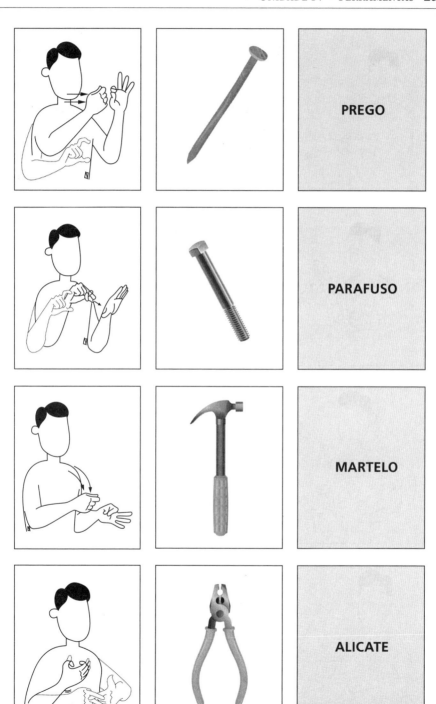

234 Atividades Ilustradas em Sinais da Libras

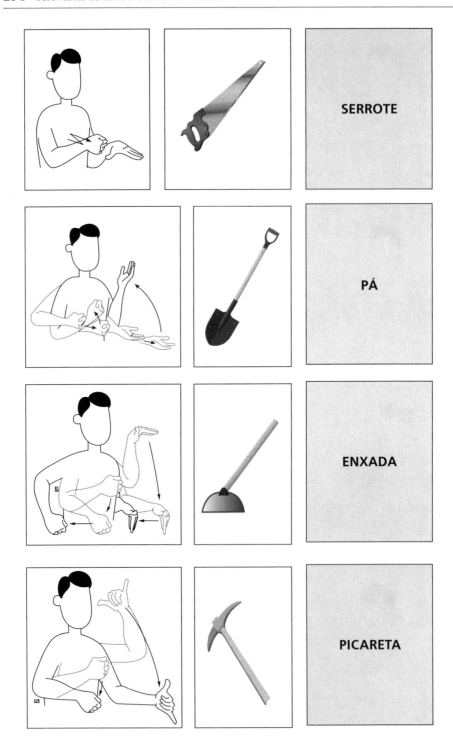

UNIDADE IV – FERRAMENTAS   235

Exercícios

1. Organize as letras e escreva a palavra observando o sinal.

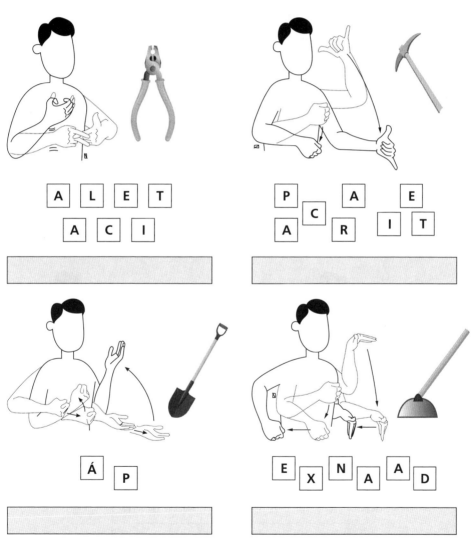

2. Coloque **V** para verdadeiro ou **F** para falso.

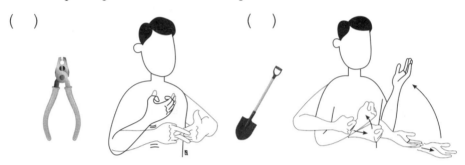

3. Caça-palavras.

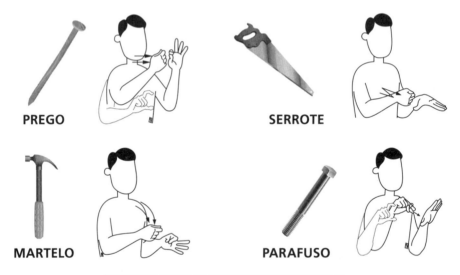

Q	M	I	E	R	T	Y	U
P	A	R	A	F	U	S	O
P	R	E	G	O	F	G	H
R	T	H	X	C	V	B	N
S	E	R	R	O	T	E	Y
A	L	I	Ç	S	C	B	K
L	O	A	G	T	I	L	O

4. Pinte a palavra que corresponde ao sinal.

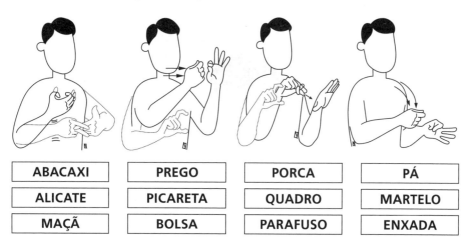

ABACAXI	PREGO	PORCA	PÁ
ALICATE	PICARETA	QUADRO	MARTELO
MAÇÃ	BOLSA	PARAFUSO	ENXADA

ARMAS

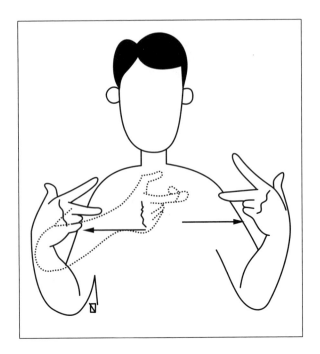

SINAL DE ARMA

UNIDADE IV – ARMAS 239

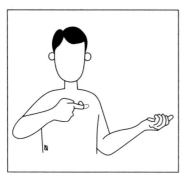	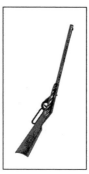	**ESPINGARDA**
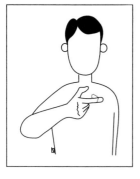	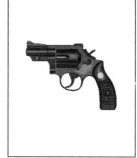	**REVÓLVER**
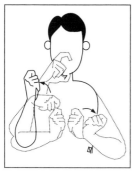	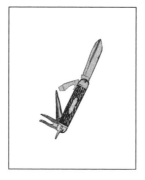	**CANIVETE**
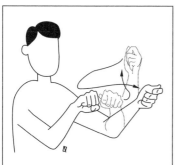	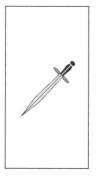	**PUNHAL**

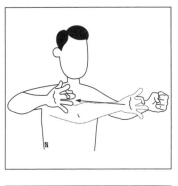 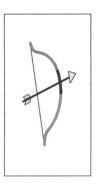 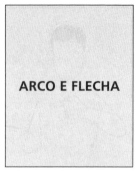

ARCO E FLECHA

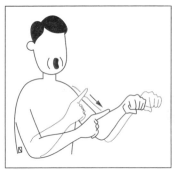 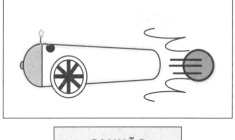

CANHÃO

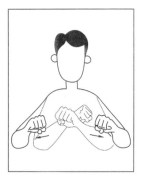 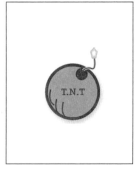 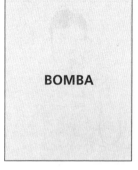

BOMBA

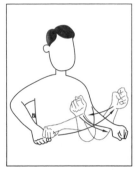 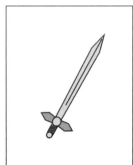 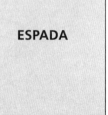

ESPADA

Exercícios

1. Encontre no caça-palavras o nome das figuras.

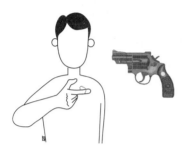
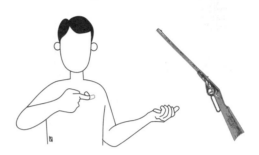

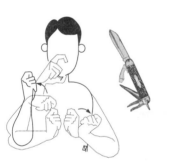

Q	E	R	T	Y	U	I	O	P	C
E	S	P	I	N	G	A	R	D	A
A	S	D	F	G	H	J	K	L	N
C	A	N	I	V	E	T	E	A	H
Z	X	C	V	B	N	M	W	Z	Ã
R	E	V	O	L	V	E	R	E	O
F	I	O	B	O	M	B	A	D	C

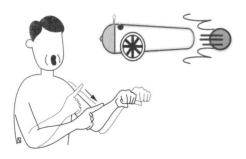
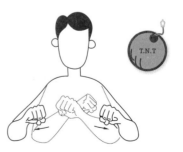

2. Ajude o índio a encontrar sua arma e escreva o nome das armas.

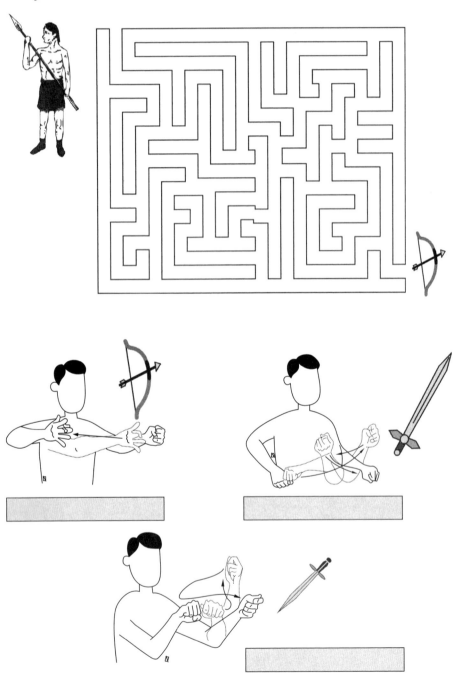